T0386838

MUÉVETE COMO UN HUMANO

M

LARA CID
@fuerteyflexible

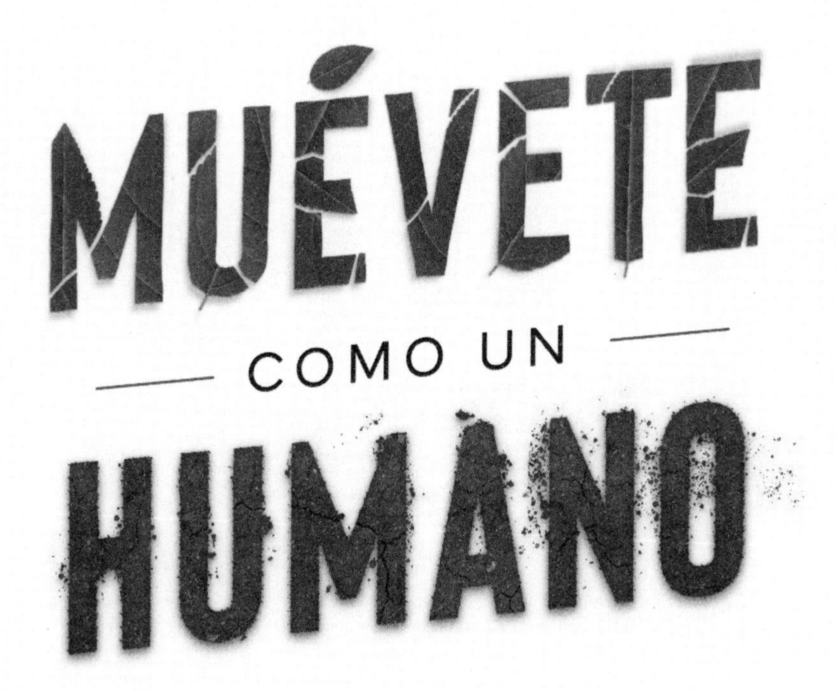

PRACTICA LA CIENCIA DEL MOVIMIENTO
PARA UN CUERPO FELIZ, FUERTE Y FLEXIBLE

Montena

Papel certificado por el Forest Stewardship Council®

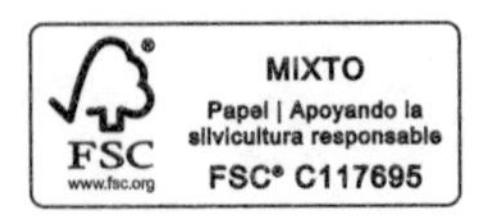

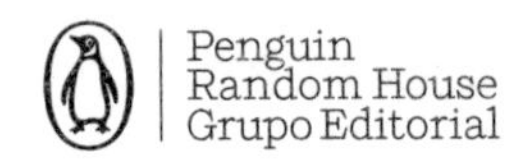

Primera edición: marzo de 2025

Travessera de Gràcia, 47-49. 08021 Barcelona
Imágenes de la página 53: alamy
Recursos gráficos de los interiores: iStock

Printed in Spain – Impreso en España

ISBN: 978-84-10298-63-7
Depósito legal: B-581-2025

Compuesto en Comptex&Ass., S. L.
Impreso en Limpergraf, S. L.
Barberà del Vallès (Barcelona)

GT98637

ÍNDICE

A mi madre, que me animó a escribir
desde que era una niña.
Este libro es para ella

La gente corre tanto
porque no sabe dónde va,
el que sabe dónde va
va despacio,
para paladear
el «ir llegando».

Gloria Fuertes

INTRODUCCIÓN

> No sé... Me siento muy bien. Al principio estoy agarrotado, pero cuando empiezo a moverme lo olvido todo y... es como si desapareciera, como si desapareciera y todo mi cuerpo cambiara. Como si tuviera fuego dentro, y me veo volando, como un pájaro. Siento como electricidad.
>
> *Billy Elliot (Quiero bailar)* (2000)

¿Quién le hubiera dicho a aquella niña que se aburría en las clases de Educación Física del colegio, y que casi las detestaba, que, años después, escribiría un libro para ayudar a que más personas se muevan? ¡Las vueltas que da la vida! Aquella niña era yo, y todavía recuerdo la pereza, la vergüenza e incluso el miedo que sentía en aquellas clases. Mis asignaturas favoritas eran Historia, Literatura y Arte, ¡se me pasaban volando!, pero la hora de Educación Física se me hacía eterna: correr mientras el profesor te puntuaba con cronómetro en mano, partidos infinitos de fútbol como si no existieran más deportes y peleas entre compañeros por ganar en cada prueba... Me daba pereza, lo evitaba y empecé a creer que era débil y torpe. Sentía vergüenza de que me vieran moverme o de que no me escogieran como compañera de equipo. Con esa experiencia, asumí que la actividad física no era para mí. Hasta que algo me hizo cambiar de idea.

Un día pedí a mis padres que me apuntaran a clases de danza. Siempre había sido una niña inquieta, me gustaba ir al parque a jugar, trepar, montar en bici... Pero lo que más feliz me hacía era bailar. Desde que tengo memoria me recuerdo bailando por todos los rincones de la casa. Podía pasar horas bailando, saltando, girando... Una de mis películas favoritas era *Billy Elliot*, porque él también tenía la sensación de estar fuera de lugar de algún modo y solo se sentía totalmente libre, como un pájaro, cuando bailaba. Como él dice, bailando notaba una especie de electricidad, y a mí me pasaba lo mismo. Mientras que en el colegio seguía sintiéndome ridícula y juzgada en las clases de Educación Física, deseaba que llegara el día de ir a la escuela de danza. Ahí me empecé a plantear que quizá me equivocaba al creer que lo de moverse no era para mí... ¡Simplemente debía buscar qué tipo de movimiento me inspiraba!

Cada vez tenía más claro que el ejercicio físico, rígido y limitado no me interesaba, pero que disfrutaba de la actividad más libre y creativa. Todo esto lo comprobé muchos años después, cuando estudié historia del arte en la universidad y me quedaba hipnotizada contemplando los cuerpos en movimiento de las esculturas y pinturas, siempre en busca de un músculo nuevo o una curiosa postura. En aquel momento creía que el movimiento y la historia no tienen nada que ver..., hasta que me di cuenta de que estaba equivocada. **Porque la esencia del ser humano es estar en movimiento, y nuestra propia evolución nos lo confirma. Sí, ¡la historia puede enseñarnos a movernos más y mejor!**

Pero, antes de adentrarnos en este maravilloso mundo, me presento mejor.

Soy Lara Cid y, como me gusta decir, soy historiadora del arte jubilada, entrenadora apasionada y eterna bailarina. En definitiva, soy una amante del movimiento humano como forma de expresión. He tenido dos grandes maestras a las que guardo especial cariño. La primera es la danza, a la que he dedicado gran parte de mi vida como alumna y, también, como profesora. Y aunque ya no me dedico a ella profesionalmente, la danza me sigue inspirando día a día, pues es la forma de movimiento más libre que puedo imaginar. Y la segunda es la historia del arte, a la que me dediqué durante un breve periodo de tiempo trabajando en museos, excavaciones y obras de restauración. En aquellos años aprendí a ver el cuerpo como arte en movimiento. Tanto fue así que, al terminar la carrera, decidí dejar el mundo de la historia del arte y continuar aprendiendo sobre el cuerpo humano. Además, eso de pasar horas sentada frente al ordenador no me hacía bien, ¡mi cuerpo me hizo darme cuenta de que necesitaba más actividad!

Como la mayoría, me adentré en el mundo del ejercicio físico por medio del fitnes: ese remix de clases colectivas de cardio y pesas bajo el eslogan de «Sé tu mejor versión *fit*». Pero después de años trabajando en gimnasios y centros deportivos, comencé a sentir que de aquella forma no ayudaba verdaderamente a nadie a alcanzar más bienestar, y también a cuestionar la industria del fitnes desde diferentes ángulos, y encontré muchas carencias.

Por un lado, observé que el fitnes tiene una visión reduccionista de la salud, pues se limita casi únicamente al entrenamiento de pesas y de cardio. Basta con entrar a un gimnasio para comprobar que solo hay salas de máquinas y clases colectivas al ritmo de música atronadora... Sin embargo, el cuerpo tiene muchas más capacidades, además de la fuerza y la resistencia, y si queremos lograr un cuerpo saludable y funcional, debemos desarrollarlas también. Pero ¿en qué sala del gimnasio vamos a trabajar la flexibilidad, la postura, el equilibrio o la respiración? Efectivamente, ¡en ninguna! Porque el fitnes se olvida de que el cuerpo es una unidad indivisible y se centra en las capacidades más rentables económicamente: el famoso tándem «adelgazar y tonificar» tan deseado. Y este punto nos lleva de forma directa al segundo problema.

A la industria del fitnes —a pesar del lavado de cara periódico que se le haga— no le interesa nuestra salud, sino la estética. Solo necesitamos pensar en la imagen de personas *fit*: todas ellas tienen cuerpos que encajan en el canon estético actual, los cuales han conseguido —¿solo?— a base de ejercicio y dieta. Esta visión estética y superficial del fitnes es la culpable de que la mayoría de las personas se relacionen mal con la actividad física, con su cuerpo y consigo mismas durante años, ¡e incluso durante toda su vida! Esta reducción simplista de la actividad física es la que lleva a muchas personas a lesionarse físicamente tratando de lograr ideales inalcanzables, y a lastimarse mentalmente, dañando su identidad individual e incluso llegando a desarrollar problemas graves como la dismorfia corporal o los trastornos alimenticios.

El fitnes me recuerda a la educación física, pues es también una práctica rígida, limitada y con estrechez de miras, mientras que el movimiento humano es similar a la danza, una herramienta corporal más creativa, libre y natural. Hacer ejercicio suena a obligación; sin embargo, moverse es un impulso innato de los seres humanos. Como comer o respirar. Por eso, en este libro no usaré la expresión tan repetida de «hacer ejercicio», sino que, simplemente, hablaré de «movernos».

Con las ideas claras, decidí desvincularme del mundo del fitnes y comencé a formarme en el entrenamiento desde una perspectiva más humana, y profundicé en materias como la anatomía, la evolución humana y la biomecánica. La suma de estos conocimientos y la experiencia como entrenadora me han llevado a crear mi propio método de entrenamiento, que contempla el cuerpo humano como una entidad indivisible, que no solo precisa desarrollar fuerza, sino también otras habilidades como la flexibilidad, la postura y la respiración, para lograr un estado físico y mental saludable. Mi propósito es acabar con la idea de que el ejercicio sirve para conseguir determinados objetivos físicos, porque tiene un potencial mucho mayor: **la actividad física puede ayudarnos a reconectar con nuestra esencia humana a través del movimiento.**

Así nació mi método de entrenamiento y marca personal, a la que llamé FUERTE Y FLEXIBLE® en honor a un poema que leí de pequeña en un libro perdido por casa:

Sé fuerte y flexible como un junco,
no rígido y quebradizo como el roble.
En una tormenta…, ¿cuál se rompe?

Utilizar la imagen del junco para entender la importancia de ser fuerte y flexible física y psíquicamente me pareció irresistible.

En los últimos años me he dedicado al estudio del cuerpo humano en movimiento y a la divulgación en mis redes sociales del entrenamiento desde un enfoque humanista. Mi forma de entender el entrenamiento está íntimamente ligada a la historia, la antropología y el arte, porque son las ciencias que me despertaron la curiosidad por el movimiento humano. Soy consciente de que es un enfoque diferente, ¡y por eso quiero darlo a conocer a más personas! Llevo diez años impartiendo cursos y haciendo formaciones, y durante este tiempo he acompañado a muchas personas de diferentes rincones del mundo a mejorar la relación con sus cuerpos y consigo mismas a través del movimiento, y he visto que su calidad de vida, tanto física como mental, han mejorado al integrar pequeños hábitos que hacen un poquito más feliz al homínido que todavía llevamos en nuestro ADN.

No, el entrenamiento no es algo superficial, egocéntrico o banal, como nos ha hecho creer el ideario colectivo o las redes sociales. El movimiento, como yo prefiero llamarlo, es y siempre ha sido el motor fundamental que nos impulsa como seres humanos a ir hacia delante, es una poderosa herramienta para el cambio individual y colectivo.

En este libro no prometo «cambiar radicalmente tu cuerpo y tu vida en veintiún días». Con este libro tengo objetivos que «venden menos» o tienen menos gancho comercial, pero que son más realistas. Quiero que aprendas, por medio de pequeñas y curiosas historias que conviven con nosotros desde la antigüedad, el valor de moverte más y mejor. Pero no nos quedaremos en la teoría, sino que vamos a hacer lo que es más importante: pasar a la práctica llevando a cabo sencillos ejercicios y hábitos que tengan un impacto positivo y real en tu vida.

En este libro aprenderás a:

- Recuperar unos pies sanos para lograr más salud desde la raíz.
- Cuidar la postura, incluso en la era de las pantallas, para reducir tensiones y molestias.
- Descubrir la propiocepción y cómo entrenarla para evitar lesiones y tener más independencia y autonomía.
- Respirar mejor para regular el sistema nervioso y reducir el estrés y la ansiedad.
- Fortalecer tu salud cardiovascular y aumentar la resistencia y la vitalidad.
- Ganar fuerza de forma funcional y progresiva para desarrollar una musculatura fuerte y resistente.
- Mejorar la movilidad y la flexibilidad para tener un cuerpo ágil, libre y cómodo.
- Integrar una alimentación más sana y natural para gozar de una buena composición corporal y una salud mucho mejor.
- Ajustar la rutina diaria a los ritmos circadianos, a fin de favorecer tu salud hormonal y desconectar de la hiperestimulación sensorial.
- Adquirir el hábito de moverte de forma sostenible y flexible para tener una mejor salud física y mental.

Con este libro quiero plantar una semilla de esperanza. Es imperativo salir del círculo vicioso del sedentarismo y acabar con el olvido al que hemos condenado a nuestros cuerpos debido al estilo de vida imperante. **Estamos a tiempo de volver a tomar las riendas de nuestra propia salud y de re-evolucionar el entrenamiento.** Este volumen habla de nuestra propia historia: la que hemos escrito como humanos durante siglos —¡y milenios!— y la que seguimos escribiendo con el movimiento de nuestro cuerpo.

Es hora de devolver al movimiento el papel que nunca debió perder, ya que es la herramienta más liberadora que, como individuos y como sociedad, hemos conocido. Tú también puedes sentir esa electricidad al moverte, porque nunca es tarde para volver a reconectar con tu esencia humana... ¡Incluso en la era digital!

Al final de cada capítulo encontrarás ejercicios exclusivos pensados para que puedas poner en práctica el método FUERTE Y FLEXIBLE™.

¡Escanea este QR y accede gratis a todos los ejercicios en formato vídeo cuando quieras! ¡Así podrás aprender al detalle y practicar los movimientos con total seguridad!

ADVERTENCIA MÉDICA

La autora no se hace responsable del uso incorrecto de las técnicas de este libro ni de ninguna posible lesión que pueda devenir al lector o lectora o a otras personas como consecuencia de la práctica de cualquier técnica mencionada en este manual. Ante la duda, consulte a su médico.

1

EL PRIMER PASO: RECUPERA LA SALUD DE TUS PIES

> Un pequeño paso para un hombre, un gran salto para la humanidad.
>
> NEIL ARMSTRONG (1969)

Cuando Neil Armstrong pronunció su célebre frase el 20 de julio de 1969 al pisar por primera vez la Luna, la historia cambió para siempre. ¿Era posible caminar fuera de nuestro planeta? Sin duda aquella fue una hazaña memorable, digna de una epopeya. Pero sin restar mérito a este episodio, hay una huella más importante que la que imprimió la bota de astronauta de Neil Armstrong sobre la superficie lunar, ¡y la tenemos mucho más cerca de nosotros!

Un día hace unos 3,5 millones de años, tres miembros de la especie *Homo afarensis* salieron a pasear cerca de Laetoli, en Tanzania, y dejaron impresas sus huellas en la ceniza que el volcán Sadiman había depositado en el suelo. Después de que nuestros lejanos parientes dejasen sus marcas, el volcán volvió a depositar más ceniza, y protegió sin saberlo esas históricas pisadas. Con los milenios, se fueron despejando las capas superiores y quedaron visibles tramos de pisadas, el más grande de hasta veintitrés metros. Millones de años separan las huellas de Laetoli de las huellas en la Luna: las primeras en la Tierra y las primeras fuera de ella.

Las marcas de Laetoli son una prueba magnífica de que nuestros ancestros caminaban erguidos. Los investigadores todavía siguen trabajando para datar con exactitud estas huellas fósiles, pero podemos decir con seguridad que hace 3,5 millones de años ya existían antiguos homínidos que se colocaban erguidos y caminaban sobre sus dos patas posteriores.

Quizá la homínida más famosa es Lucy —porque la historia también lleva nombre de mujer—. Esta hembra no se llamaba así porque sus congéneres lo decidieran (recordemos que el lenguaje todavía no se había desarrollado), sino por el momento en que sus restos fueron descubiertos. Es una historia con mucho *flow*: era el 24 de noviembre de 1974 cuando un equipo de investigación francoestadounidense encontró cincuenta y dos huesos de una hembra en Hadar (Etiopía), y como en aquel instante, en pleno auge del pop, sonaba la canción «Lucy in the Sky with Diamonds», de los Beatles, mientras los científicos excavaban, decidieron, a mi parecer con muy buen gusto, llamar Lucy a esta hembra, y fue con este nombre con el que ha pasado a la historia.

Pero ¿quién era Lucy? Por el análisis del 40 % de los restos que se encontraron de ella, sabemos que fue una homínida de la especie *Australopithecus afarensis* que habitó hace 3,5-3,2 millones de años en el este del continente africano. Por sus muelas del juicio recién salidas, se calcula que tenía unos veinte años y, por la recomposición ósea, se cree que debía medir 1,10 metros y pesar unos veinte kilos. Su cráneo todavía era más pequeño que el nuestro, como el de un chimpancé, pero tenía algo muy curioso.

Gracias a la forma de su pelvis y sus rodillas, a diferencia de otros simios, podemos confirmar que Lucy podía ponerse en posición erguida y, también, caminar sobre sus dos pies. Pero no solo caminaba; por el tamaño robusto de su húmero en comparación al de su fémur, sabemos que también seguía desplazándose por los árboles con sus brazos.

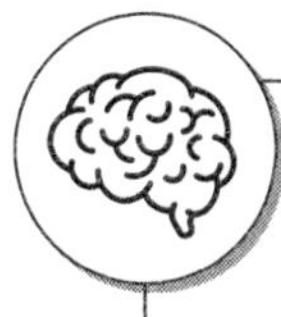

¿QUÉ NOS DICE LA CIENCIA?

Pero ¿fue *Australopithecus afarensis* la primera especie que caminó sobre sus dos pies? Los científicos han comprobado que 5 millones de años antes ya había especies anteriores a Lucy que era bípedas. E incluso no solo caminaban erguidas por el suelo, también por las ramas de los árboles... ¡Menudo equilibrio! ¿Cómo puede ser?

Durante siglos nos hemos devanado los sesos tratando de buscar las razones por las que pasamos de desplazarnos a cuatro patas a caminar erguidos: ¿acaso hubo una deforestación y nuestros ancestros se vieron obligados a bajar de los árboles?, ¿es que empezaron a necesitar las manos para fabricar y usar herramientas?, ¿caminar erguidos en lugar de a cuatro patas reducía la superficie expuesta al sol y esto convenía para ahorrar energía?... Nada más lejos de la realidad.

Parece que las últimas investigaciones apuntan a que nuestro antecesor común con los chimpancés ya caminaba erguido, como lo hacen los gibones, que a diferencia de los chimpancés caminan sobre sus dos patas. No es que nos tomara millones de años pasar de caminar a cuatro patas a dos... ¡Es que ya lo hacíamos! Nuestro antecesor común ya se trasladaba con sus brazos y sus pies de rama en rama, y al bajar al suelo, ¡caminaba erguido!

Mientras la labor de los investigadores continúa, sabemos con seguridad que como especie necesitamos millones de años para adaptar la morfología de nuestros huesos y nuestro aparato locomotor para caminar con la mayor eficacia comparado con otras especies. **¡Honremos a nuestros antepasados y volvamos a usar más nuestros pies!**

Parecidos, pero diferentes

¿En qué se diferencian los pies del *Homo sapiens* de los simios? ¡Vamos a compararlos!

Si miráramos fotografías de pies de simios, nos costaría decir si son sus manos o sus pies. ¡Los pies y las manos de los simios son muy parecidos! Esto es porque las manos y los pies de nuestros ancestros tienen las falanges orientadas hacia abajo, lo que les permite agarrarse a los árboles con las cuatro extremidades. Esa habilidad los humanos la tenemos en las manos, con las que podemos agarrar elementos y, si queremos, ¡colgarnos de los árboles! Las falanges de los pies de nuestra especie, sin embargo, fueron apuntando hacia arriba, lo cual hizo que nos resultara más difícil agarrarnos a los árboles con las patas traseras, pero más fácil caminar. Como diría el refrán, «no hay mal que por bien no venga».

Otra diferencia es que los simios tienen el dedo gordo del pie oponible —es decir, separado—, como lo tenemos los humanos en las manos. ¡Esto les da mucha ventaja para trepar! Sin embargo, el dedo gordo humano del pie está alineado con los demás dedos, algo que resulta fundamental para impulsarnos mejor al caminar, correr o para hacer zancadas más estables y fuertes, como comprobaremos después.

Además, los simios tienen un pie excesivamente deformable; esto quiere decir que, cuando se ponen erguidos, el pie se moldea tanto que dificulta su estabilidad. Sin embargo, los seres humanos tenemos un arco plantar, una estructura muy sólida que no se debe hundir y que nos permite estar de pie sin esfuerzo.

Y la diferencia clave no está solo en los pies; hay que mirar las rodillas y la cadera para entenderlo. Cuando los simios se ponen de pie, no llegan a extender del todo la rodilla ni la cadera. Siempre se quedan con ellas flexionadas (como los humanos cuando tienen lumbago). De esta manera, su caminata es lenta, poco eficiente y torpe. Sin embargo, los humanos, cuando estamos de pie, extendemos la rodilla y la cadera sin problemas, y podemos caminar, así, más rápido y eficientemente. ¡Menuda obra de ingeniería la evolución humana!

Analizando nuestra pisada

Prepárate para andar a cámara lenta, porque vamos a analizar nuestra pisada.

La pisada comienza cuando, estando erguidos, levantamos un pie. Pero antes de apoyarlo en el suelo, fíjate: tus dedos se han extendido un poco hacia arriba. De hecho, si bajas los dedos pareces un bailarín que camina con los pies en punta. En la pisada natural, los dedos se expanden hacia arriba porque se activan los músculos extensores de los dedos gordos y de los dedos pequeños. Puedes verlos si te descalzas: son unas líneas que van desde cada dedo hasta el empeine.

Además de los dedos, también el tobillo se ha flexionado un poco, y ha acercado tus dedos hacia ti, y para ello se activan los músculos tibiales (los que están en la espinilla). Y si te fijas, adelantamos la pierna con la rodilla extendida, ¡eso que a los simios les resulta imposible!

Ahora pisa el suelo. Verás que lo primero que apoyas es el talón. Después pueden surgirte algunas dudas sobre cómo continuar la pisada, pero si recuerdas cómo se ven las huellas de los pies en la arena, ¡ya habrás resuelto el enigma! Después del talón, se apoya el borde externo y, por último, el dedo gordo y los dedos pequeños. El arco o borde interno no se apoya, y por eso no aparece en las huellas, porque se mantiene activo. ¡Este es el trípode natural del pie!: pisa apoyando estos tres puntos en este orden: primero, el talón; segundo, el borde externo, y tercero, el dedo gordo.

Pero el ejercicio no acaba aquí. Fíjate en que, al apoyar el dedo gordo, el pie contrario ya puede despegarse del suelo y se adelanta para pisar. Mientras tanto, en el pie apoyado, los dedos pequeños ayudan a estabilizar la sujeción mientras el dedo gordo empuja el suelo antes de levantar el pie de nuevo. En este empuje, se activan los gemelos (los que están en la pantorrilla).

Desgraciadamente, la pisada puede alterarse, ya sea por uso de calzado inadecuado, por sedentarismo o por patologías que afectan a la locomoción. Hay personas que, en lugar de pisar en el orden descrito (talón-borde externo-dedo gordo), pisan primero con los dedos o apoyan el borde interno hundiendo el arco. Esto altera no solo la pisada, ¡sino toda la postura! Por eso es tan importante reaprender a pisar correctamente.

Los pies sienten, ¡y mucho!

Nuestros pies son los cimientos de nuestra estructura corporal: nos sostienen durante toda la vida y están creados con una arquitectura perfecta, ¡son una obra de arte!

Cada pie está formado por veintiséis huesos y treinta y tres articulaciones, que hacen que sea una estructura móvil y ágil que nos permite andar, correr, saltar, bailar..., y por más de cien músculos, ligamentos y tendones, que lo convierten en una estructura fuerte y resistente. A los pies les llegan miles de terminaciones nerviosas que envían al cerebro la información de dónde nos encontramos para poder equilibrarnos, impulsarnos a caminar y mucho más.

El ejemplo más claro lo encontramos en los bebés. No sé si te has fijado en que se quitan el calzado o los calcetines continuamente, pero no lo hacen porque quieran molestar a sus padres, sino porque ellos todavía tienen muy activas las terminaciones nerviosas en sus pies. Los bebés reciben más información por las plantas de los pies que por las palmas de las manos y, por ello, se empeñan en descalzarse continuamente: ello les ayuda a entender su entorno, a recibir información y a sentirse seguros.

¿Sabes qué es el reflejo plantar? Es un reflejo con el que nacemos y que mantenemos hasta que comenzamos a andar. Se ve muy fácil: presiona suavemente con tu dedo pulgar la planta del pie de un bebé; verás cómo cierra los dedos con fuerza, y cuando sueltes, verás que los vuelve a relajar. Todos los bebés nacen con el pie plano y, poco a poco, se va desarrollando el arco y la musculatura profunda que dará estabilidad y fuerza el pie. El reflejo plantar permite al bebé «agarrarse» al suelo y ayudarlo a estabilizarse cuando empieza a dar sus primeros pasos. Por eso, no es recomendable calzar al bebé cuando está en pleno desarrollo. Siempre que sea posible, dejemos sus pies descalzos; de esta forma, ¡probablemente le ahorraremos visitas al podólogo en el futuro!

No obstante, aunque de adultos hayamos perdido el reflejo plantar, seguimos teniendo mucha sensibilidad en los pies. De hecho, ¡tenemos más de siete mil terminaciones nerviosas en cada pie!, por lo que somos muy sensibles a los estímulos externos: un ejemplo son las cosquillas, que precisamente en los pies suelen ser muy intensas. Una curiosidad: tenemos más cosquillas en el pie derecho. Esto se debe a que el hemisferio izquierdo, que es el que detecta los estímulos del lado derecho, está más relacionado con las emociones positivas, ¡como la risa!

Los pies sienten (y mucho). **Pero el calzado y el poco uso que hacemos de ellos en la rutina complican la historia: de re-**

pente, tener tantas terminaciones nerviosas no da risa, sino que se vuelve un problema, ¡sobre todo cuando los pies duelen!

¡Libertad para nuestros pies!

Si los pies son una estructura tan preparada, ¿por qué en la actualidad tienen tantos problemas (juanetes, fascitis, pies planos, etc.)? Hemos perdido la movilidad y la estabilidad de nuestros huesos, la fuerza y la flexibilidad de los músculos y la capacidad de recibir información nerviosa... ¿Por qué? Los científicos cada vez están más seguros de la respuesta: por culpa del calzado. De hecho, los arqueólogos han confirmado que, con la aparición del calzado entre el 40.000 y 26.000 a. C., disminuyó el grosor del dedo meñique. El uso de zapatos que comprimían el crecimiento óseo hizo que los dedos acabaran siendo más cortos y delgados.

Todas las civilizaciones han buscado formas de cubrir sus pies para sobrevivir a las condiciones del entorno, protegerse del clima y evitar heridas, etc., debidas a las características del suelo. Un ejemplo de ello es Ötzi, el Hombre de Hielo, la momia más antigua conservada en Europa. Este hombre vivió hacia el año 3200 a. C. en los Alpes y nos ha enseñado mucho de la Edad del Cobre europea. Ötzi llevaba unos exquisitos zapatos: eran impermeables y estaban diseñados para caminar sobre la nieve. Las suelas eran de piel de oso, y las partes superiores, de piel de ciervo. Además, contenía una red interior de corteza de árbol y hierbas que hacían la función de calcetín para mantener el calor y la comodidad. Sin duda, ¡un calzado hecho con la mejor tecnología del momento!

Es curioso que en la antigua Grecia lo habitual era ir descalzo, pues consideraban que el calzado era innecesario; nada más lo utilizaban en algunas ocasiones, como símbolo de estatus. De hecho, solo los dioses, héroes, jefes de gobierno o militares aparecen calzados en las obras de arte que han llegado hasta nuestros días. La mayoría de las escenas muestran descalzos a los ciudadanos, atletas y guerreros. Griegos, hoplitas y espartanos se entrenaban e iban a la guerra descalzos y cubiertos solo con un taparrabos, pues consideraban que el calzado y la ropa limitaban la agilidad. Aquiles, el protagonista de la *Ilíada*, se ganó el apodo de «el de los pies ligeros» por su heroica fortaleza y por la agilidad que consiguió gracias a que iba con los pies desnudos. Si los griegos de aquella época vieran que en la actualidad volvemos a recomendar andar descalzos…

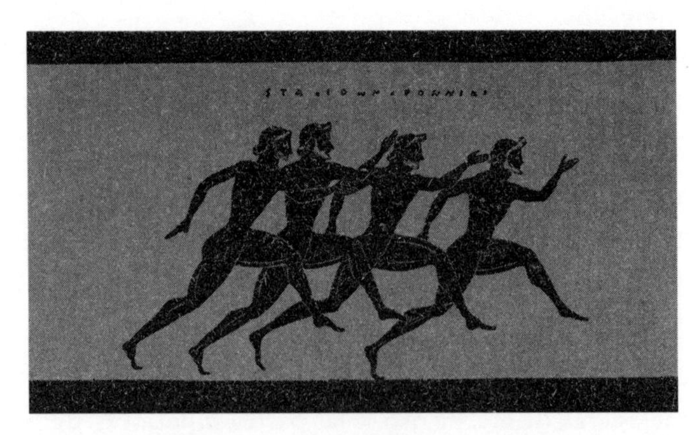

Pintura que representa a atletas griegos corriendo con sus pies descalzos y desnudos en una competición. Siglo V a. C.

¿Qué ocurrió para que abandonáramos esta costumbre? Aunque los romanos asumieron gran parte de la cultura helena, difirieron en el uso del calzado. Como lo consideraban un símbolo de personas civilizadas, extendieron su uso, y es algo que ha llegado hasta nuestros días. Con el paso del tiempo, el calzado se fue haciendo cada vez más complejo, incómodo y, por qué no decirlo, insalubre para los pies y todo el cuerpo. **Además, hasta 1800 no hubo una diferenciación clara de horma para cada uno de los pies, por lo que el calzado era igual para el pie izquierdo que para el derecho,** algo muy poco adecuado para la salud podal de nuestros antepasados.

¿SABÍAS QUE...?

Los «pies de loto» de las mujeres chinas es una práctica que comenzó a llevarse a cabo en el siglo X durante la dinastía Song. Consistía en romper las falanges y el arco plantar de las niñas y aplicar una venda ajustada en los pies para evitar su crecimiento, y lograr que las mujeres acabaran teniendo un pie diminuto de apenas siete centímetros, como una flor de loto que cupiera en minizapatos. Esta práctica deformaba los pies femeninos sin vuelta atrás, y aunque hoy nos parezca algo macabro, sorprendentemente se mantuvo hasta el siglo XX en muchas regiones chinas, pues se consideraba un signo de estatus. Las mujeres quedaban inválidas para toda su vida, algo que requería de unos cuidados continuos que solo se podían permitir las clases pudientes. Pero el vendado de los pies se fomentó también porque a los hombres les resultaban atractivos tanto la forma diminuta de los pies como la debilidad e invalidez consecuentes que sufrían las mujeres sometidas a esta práctica.

Tras la revolución comunista, se prohibió seguir con esta tradición en el país porque se necesitaba que las mujeres pudieran estar en plenas condiciones físicas, al igual que los hombres, para entrar en el mundo laboral.

Aunque, sin duda, la tortura más extendida para los pies son los tacones. Existen tacones milenarios cuya función era elevarse del suelo para evitar pisar suciedad o excrementos. (¿Quién hubiera dicho que los sofisticados tacones tienen ese vulgar origen?). Pero, poco a poco, los tacones fueron cargándose de nuevos significados: una mayor altura física se asociaba a una posición social más elevada. Así que, aunque en la actualidad los tacones son mayoritariamente usados por mujeres, no es de extrañar que sus primeros usuarios fueran hombres, ya que la mayor parte de la historia ellos siempre han copado las posiciones de superioridad política, moral y social. Luis XIV de Francia, el Rey Sol, era muy bajo y utilizaba coquetos tacones de hasta catorce centímetros, que dieron lugar a un clásico que se mantiene hasta la actualidad: los famosos tacones Luis XIV.

La asimilación del tacón como algo femenino llegó siglos después, cuando la aparición de la familia burguesa en el siglo XIX cambió el escenario político y social. Los hombres pasaron a representar la racionalidad y el trabajo, y adoptaron el esmoquin y el calzado neutro como vestimenta, mientras que la forma de vestir de las mujeres, relegadas a un papel secundario, era un reflejo del poder adquisitivo de las familias. Fue en este momento cuando el tacón se redujo al ámbito femenino, desde los botines victorianos hasta las plataformas de nuestros días.

Los tacones no solo alteran la morfología del pie, sino de todo el cuerpo. Cuando estamos descalzos o llevamos un zapato plano, nuestro eje corporal se mantiene en la parte media posterior del cuerpo, hacia los talones. Sin embargo, al subirnos sobre cualquier tipo de elevación, el eje se traslada hacia delante, a los dedos. De este modo, la postura se altera de abajo arriba, como si fuera un efecto dominó: se adelanta el eje, se bloquean las rodillas, se arquea la lumbar, se joroba la espalda alta y se adelantan los hombros y el cuello. ¡Y nos sorprendemos cuando la mayoría de las mujeres tienen juanetes o dolor lumbar! El calzado que no respeta nuestro cuerpo —algo que ocurre especialmente en el femenino— es antinatural y cruel.

Durante años fui bailarina profesional y llevé calzado poco recomendable, como tacones y zapatos estrechos, a diario. Todo esto me acabó causando apiñamiento en los dedos, juanetes, esguinces recurrentes y un dolor de pies permanente... ¡Incluso me despertaban los calambres en los pies por la noche! Años después, aunque mis pies no se vean como si nada de aquello hubiera pasado, vivo sin dolor y con unos pies funcionales. Así que, para recuperar la salud podal, lo primero que debemos hacer ¡es revisar dónde metemos los pies!

La deformación del pie por el calzado no es un cambio irreversible ni una mutación genética: solo afecta a quienes han utilizado zapatos inadecuados; los demás siguen manteniendo unos pies sanos. Un ejemplo de ello son las poblaciones que han conservado sus costumbres ancestrales, como las tribus indígenas del Amazonas, que no usan zapatos y tienen una salud podal envidiable. Ellos intuían que el calzado de las «civilizaciones» occidentales no era saludable, y por ello muchas de estas culturas se opusieron a llevarlo, ya que no les permitía conectar con la madre tierra.

Las normas sociales pueden cambiarlo todo, para bien o para mal. Lo que está claro es que vivir descalzos en el mundo industrializado es muy difícil —al menos sin que nos miren como extraterrestres—, pero podemos volver a movernos como humanos... ¡desde los pies!

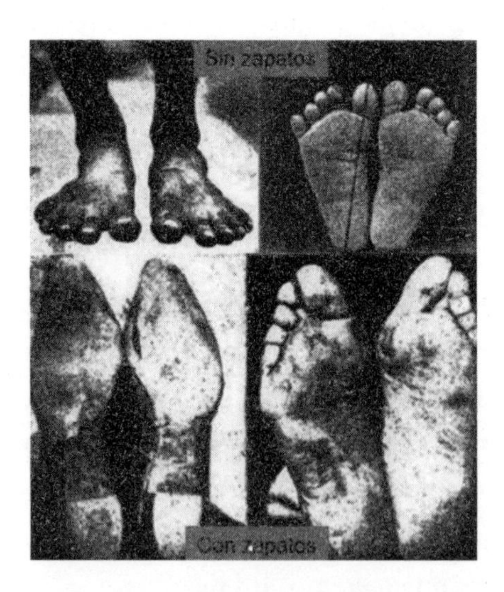

Comparación de los pies de un hombre indígena que nunca utilizó calzado y de un hombre adulto que usó calzado desde la infancia. Fotografías pertenecientes a las investigaciones realizadas por el doctor Phil Hoffmann, en 1905.

¿Cómo puedo mejorar la salud de mis pies?

Ahora que hemos visto la teoría, ¡es hora de pasar a la práctica! Pero antes deberías preguntarte cuántas horas pasas al día calzado. ¿Ocho, diez, doce? ¡Es demasiado tiempo! Así que, antes de hacer cualquier ejercicio, debes incluir pequeños cambios en tus hábitos diarios.

DESMONTANDO MITOS

Es hora de desterrar el mito de que andar descalzo es malo para los pies. Esta idea caló muy profundo en nuestra sociedad, pero es falsa –por muy beneficiosa que resulte para la industria del calzado–. Recuerda que nuestra especie evolucionó yendo descalza, así que andar con los pies desnudos no puede ser malo para nuestra salud, sino todo lo contrario: es algo necesario. Por tanto, lo primero que debemos hacer es… ¡quitarnos los zapatos! Ve descalzo, deja respirar a tus pies y camina libremente siempre que se te presente la oportunidad: en casa, en el parque, en la playa, por el campo, cuando te ejercites, etc.

Es más, camina por superficies de diferentes texturas. La vida contemporánea nos ha hecho creer que el suelo saludable es el asfalto, pero nuestros pies se desarrollaron pisando la tierra, la arena, los troncos, la hierba, las piedras... Deja que tus pies se acostumbren de nuevo a andar sobre el suelo blando, duro, liso, rugoso, seco, húmedo... Esta experiencia es una reconexión única entre el cuerpo y la naturaleza, y por eso se está poniendo cada vez más de moda. A esta práctica hay quienes la llaman *grounding* —ya sabemos que cuando dices algo en inglés parece que añades cierto glamour—. En resumen, **¡anda más sin zapatos!**

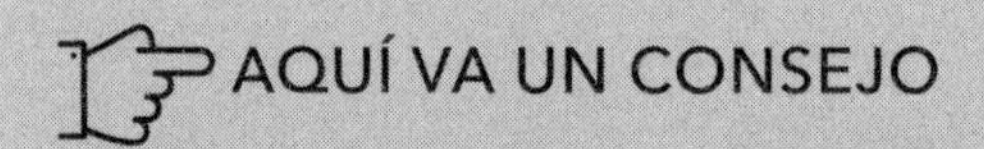

AQUÍ VA UN CONSEJO

A partir de ahora, elige un calzado más respetuoso con tus pies. Aunque la vida actual a veces nos obliga a llevar calzado que, en términos fisiológicos, no es el más saludable, míralo como una excepción. ¡Lo importante no es lo que haces de vez en cuando, sino lo que haces cada día!

Reglas generales para escoger unos buenos zapatos:

- Deben tener la punta ancha, para que los dedos puedan expandirse evitando apiñamientos y juanetes. Evita el calzado con la punta estrecha o en pico, como manoletinas o Converse.
- Tienen que disponer de una suela flexible, que se pueda doblar desde el talón hasta la punta, para que el pie pueda movilizarse en cada pisada, en lugar de pisar en bloque. Evita el calzado rígido y duro.

- Que sean planos, pues es muy importante que el pie tenga el máximo contacto con el suelo para estabilizarnos y hacer fuerza activando los músculos del pie y de toda la pierna. Si hay mucha separación entre el pie y el suelo, no se puede activar la musculatura. Elige suelas que sean finas desde el talón hasta los dedos, y evita suelas gruesas o con cámaras de aire.

  A algunas personas el zapato completamente plano les resulta incómodo y les causa dolor, y encuentran alivio en llevar zapatos con suelas de algo de grosor. Hay que entender que usar este tipo de suelas es como usar una muleta: esta nos ayuda a caminar cuando tenemos un problema, pero lo deseable es no tener que usar la muleta toda la vida, sino solo mientras se soluciona el problema. Lo mismo sucede con el calzado de suela gruesa. Si vinimos al mundo descalzos y aprendimos a andar sin alturas, ¿no será porque esa es la forma natural de caminar? Si se tiene que usar una elevación, es porque hay algún problema en el cuerpo (que puede estar en los pies, en la cadera, en la columna...) que hay que atender.
- Deben estar sujetos al talón. Como hemos comprobado, al pisar, los dedos se expanden, pero cuando el calzado no está sujeto el talón, como ocurre si llevamos chanclas o zuecos, ponemos los dedos en garra para evitar que el zapato se deslice hacia delante. Esto, además de tensar los dedos, altera el patrón de la huella, pues pisamos primero con el metatarso, en lugar de con

el talón. No es de extrañar que, en verano, con el abuso de chanclas, sandalias y zuecos, ¡la mayoría de las personas tengan dolor de pies!

- Deben permitir que se mueva el tobillo: los botines, las botas o los zapatos con caña alta inmovilizan el tobillo y la pantorrilla, que, como hemos visto, debemos poder movilizar. Además, si nos acostumbramos a llevar siempre los tobillos inmovilizados, cuando nos quitemos la caña alta, no tendrán estabilidad ni fuerza, lo que puede favorecer que suframos esguinces.
- Por supuesto, evita las elevaciones de todo tipo. Muchas personas creen que las plataformas son mejores que los tacones, pero no es así. Todas las elevaciones adelantan el eje y esto altera la postura desde los pies a la cabeza: basta con mirarnos de perfil descalzos y llevando tacones, para comprobar cómo cambia nuestro cuerpo.

En resumen: huye del calzado estrecho, rígido, con elevaciones y sin sujeción. En su lugar, escoge calzado ancho, flexible, plano y sujeto al talón.

¿Y qué hay del calzado *barefoot*? ¿Es tan bueno como dicen? Seguro que has oído esta palabreja, pues cada vez está más de moda; en inglés significa «descalzo». Este tipo de zapato ha surgido en los últimos años como respuesta al convencional, que suele ser poco respetuoso con los pies. El calzado *barefoot*, tanto de estilo deportivo como formal, pretende hacernos caminar como si estuviéramos descalzos o, al menos, de la forma más parecida a ir descalzo. Suele tener puntera ancha, suela flexible, es plano y va sujeto al talón. Es decir, ¡cumple los requisitos de un calzado saludable! Su uso puede ser beneficioso para mantener los pies sanos... ¡en caso de que no tengas ningún problema podológico! Sin embargo, si tienes alguna patología, como pie plano, fascitis, metatarsalgia u otras lesiones podales, no son lo más recomendable. La razón es simple: si los pies tienen alguna disfunción y de repente usas un calzado tan diferente, probablemente estas disfunciones se vean aumentadas, puesto que tus pies no están preparados. Muchas personas con lesiones en los pies utilizan calzado *barefoot* creyendo que así solucionarán sus problemas, pero haciendo esto no solo tienen más dolor en los pies, sino también en rodillas, cadera o espalda. Este calzado solo debe ser usado si los pies son funcionales, y, en ese caso, tienes que realizar una transición del calzado convencional al *barefoot*. Desgraciadamente, en la era de la inmediatez y del consumo, creemos que con solo comprar unos zapatos nuevos podremos tener unos pies saludables, pero no es así. Antes de usar *barefoot*, debes devolver la funcionalidad a tus pies ejercitándolos y, también, has de trabajar el cuerpo y mejorar la postura. **En resumen, el *barefoot* puede ser un buen extra para la salud de tus pies si no tienes ninguna alteración, pero si tienes alguna lesión o patología podal o postural, antes debes ejercitar tus pies y tu cuerpo.**

Por último, y esta es una opinión totalmente personal, creo que la moda del *barefoot* está sobrevalorada. La mayoría de las marcas son muy caras —y algunas un poquito esnobs—; no siempre vale la pena hacer un gasto así, cuando se puede encontrar calzado respetuoso a un precio más asequible en tiendas de toda la vida, mercados o artesanías. No creas que el uso de una u otra marca es importante. Lo fundamental es que el calzado cumpla los requisitos que mencionamos anteriormente.

Ejercicios para transformar la salud de nuestros pies

Ahora que hemos hablado de calzado, ¿podemos hacer algún ejercicio para mejorar la salud de nuestros pies? ¡La respuesta es sí! Cuando éramos bebés, en cuanto aprendimos a caminar —o incluso antes—, nos pusieron zapatos, y con ello perjudicaron la funcionalidad de nuestros pies e hicieron que perdieran todo lo que habían conseguido... ¡La buena noticia es que a cualquier edad se puede mejorar la salud de tu cuerpo!

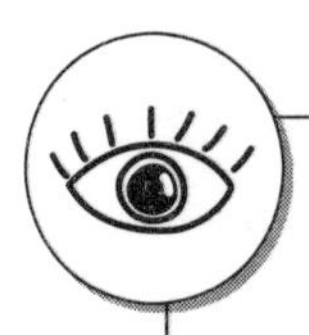

Antes de hacer los ejercicios...

- Los ejercicios de este libro hazlos siempre sin calzado. A estas alturas ya comprenderás que siempre que te muevas, ¡descalzo mejor! Así ejercitarás tus pies, pero también tu postura, equilibrio, fuerza y mucho más.
- Puedes hacer los ejercicios dos o tres veces por semana; deja siempre veinticuatro horas de descanso entre

una sesión y otra para que la musculatura y la estructura involucrada descansen.

- Si quieres, puedes hacer estos ejercicios antes de cualquier entrenamiento corporal para calentar los pies.

1. Caminata en trípode

Camina pisando en este orden: primero, el talón; segundo, el borde externo y, tercero, el dedo gordo. Comienza lentamente para sentir la transferencia de peso de este trípode y, poco a poco, aumenta la velocidad hasta caminar a un ritmo natural. Realiza esta caminata consciente durante un minuto o el tiempo que desees antes de realizar tus ejercicios cuando tengas la oportunidad.

El trípode es el patrón de marcha natural y es muy lógico: si te fijas, trasladando el peso de esta manera, antes de pisar con el dedo gordo, puedes retroceder porque el peso no se trasladó por completo. Pero si pisaras con el orden alterado: tres, dos, uno (primero el dedo gordo, después el borde externo y, por último, el talón), no tendrías la posibilidad de retroceder.

El patrón de pisada es muy inteligente; facilita que, si no estamos seguros de dar un paso, podamos retroceder. Fíjate en los bebés, cuando aprenden a caminar lo hacen así: pisando primero con el talón (1), después con el borde externo del pie (2) y, por último, apoyan el peso en el dedo gordo (3) una vez que están seguros de avanzar.

2. Separar los dedos

Coge el dedo gordo y el segundo dedo de tu pie y sepáralos entre sí. Desde ahí, muévelos alternativamente arriba y abajo generando espacio entre ellos. A continuación, haz lo mismo con el segundo y el tercero; después, con el tercero y el cuarto y, finalmente, haz el mismo movimiento con el cuarto y el quinto.

Haz el ejercicio con ambos pies, lleva a cabo unas 10 separaciones por cada dedo.

Los bebés pueden abrir y expandir los dedos de los pies con facilidad. Sin embargo, muchas personas ya no gozan de esa capacidad y tienen los dedos apiñados. Esto limita la movilidad y la fuerza de los dedos y genera muchas patologías (juanetes, fascitis, etc.). Es importante liberar el espacio entre los dedos.

3. Elevar dedos gordos y pequeños

Con tus pies apoyados en el suelo, eleva solo los dedos gordos, como diciendo OK con los pies. Levanta y baja los pulgares poco a poco. A continuación, apoya bien los dedos gordos en el suelo y sube y baja solo los pequeños. Haz 10-15 elevaciones con cada tipo de dedo.

¿Recuerdas cuando hablábamos de la importancia de los músculos extensores de los dedos gordos y de los pequeños analizando la pisada? Este ejercicio te ayudará a fortalecerlos.

4. Enrollar un calcetín

Extiende un calcetín en el suelo y enróllalo con tus dedos. Este ejercicio contribuirá a que fortalezcas los dedos, el arco y la planta. Repítelo 5-10 veces con cada pie.

Ya hemos visto la importancia de «agarrar el suelo» con el pie al aprender a andar, y cómo hacerlo desarrolla el arco de los bebés. La próxima vez que se te caiga un calcetín al suelo, ¡recógelo así!

El arco del pie está relacionado no solo con los pies, sino también con las rodillas, las caderas y la columna. No olvides que los pies son los cimientos de la postura, y si la base está debilitada, todo lo demás lo estará también.

El arco debe ser una estructura activa y fuerte que sostenga la curvatura natural del pie. El problema es que muchas veces este arco está debilitado y, por tanto, se hunde hacia adentro.

De pie, fíjate cómo están colocados tus arcos: si se hunden hacia adentro, los tobillos y las rodillas también se irán hacia adentro... Eso ocurre porque tus arcos están debilitados, así que ¡a fortalecerlos! Si, por el contrario, tus arcos se mantienen activos, tus tobillos se conservarán estables y tus rodillas también estarán alineadas. ¡Genial, continúa cuidándolos!

5. Elevaciones sobre puntillas y talones

De pie, elévate sobre los dedos, colocándote de puntillas. Evita que los tobillos se junten o se abran hacia afuera; mantenlos alineados con las rodillas. Después, baja lentamente hasta apoyar los talones de nuevo en el suelo. Ayúdate de una pared si lo necesitas. A continuación, de pie, elévate sobre tus talones, como si quisieras llevar tus dedos hacia las espinillas. Después apoya todo el pie de nuevo en el suelo. En este ejercicio cuesta mantener el equilibrio, así que puedes apoyarte en una pared. Haz 10-15 repeticiones de puntillas y de talones.

¿Recuerdas la importancia de los músculos gemelos y los tibiales en la pisada? Poniéndote de puntillas fortaleces la parte posterior de la pantorrilla y elevándote sobre los talones fortaleces la parte anterior.

6. Masajes para los pies

Para relajar el tejido miofascial de los pies solo necesitas un palo de escoba. La posición de inicio es importante: de pie, flexiona un poco las rodillas para que puedas relajar el peso corporal.

1. Masaje de talón a dedos: desliza toda la planta del pie sobre el palo, desde el talón a los dedos. Haz unas 15-20 pasadas.

2. Masaje en tres partes: haz pasadas más cortas en cada una de las zonas del pie: primero, el metatarso; después por el arco y, por último, por el talón. Haz también unas 15-20 pasadas.
3. Caminata sobre el palo: por último, haz «la caminata del faquir» –como gráfica y cariñosamente la llamo–. Deja el palo en el suelo y camina por encima de él dando pequeños pasitos de unos centímetros hacia delante y hacia detrás. No te olvides de flexionar las rodillas para poder relajar la musculatura del pie contra el palo en cada paso. Haz el ejercicio 5 veces.

¡Cuidado! Estos masajes pueden resultar muy intensos o incluso dolorosos al hacerlos las primeras veces o si tienes mucha tensión miofascial. En ese caso, es mejor empezar haciendo los masajes sentado en una silla para reducir la intensidad del ejercicio y que el masaje sea más suave. Una vez que los pies se hayan acostumbrado, puedes animarte a hacerlos de pie.

La fascia o el tejido miofascial recubre la mayoría de las estructuras de nuestro cuerpo, desde nuestros músculos a nuestros órganos, y evitan que se caigan. El problema es que este tejido fascial a veces se tensa, ya sea por sedentarismo, por problemas posturales, por estrés o, incluso, por la intensidad de la actividad física. Por ello, relajar el tono del tejido miofascial es clave para tener unos músculos fuertes, pero sin bloqueos. Y una buena forma de empezar a relajar la tensión del tejido fascial de todo el cuerpo es masajear los pies, ¡que alojan mucha tensión!

2

LA POSTURA: LA ARQUITECTURA DE TU CUERPO

> La verdad de las relaciones humanas se establece mediante gestos, poses, miradas y silencios. Las palabras por sí solas no pueden decirlo todo.
>
> VSÉVOLOD MEYERHOLD, *Meyerhold on Theatre* (1969)

Imagina que debes interpretar el papel de una estrella de rock en una obra de teatro. Estoy segura de que adoptarías una postura erguida y amplia. Ahora supone que debes interpretar a un ladronzuelo culpable de haber robado. Seguro que inmediatamente te cierras y empequeñeces. Esto lo sabía muy bien Meyerhold, uno de los directores teatrales más innovadores de principios del siglo XX. Según Meyerhold, los actores debían impregnarse de la esencia de cada personaje, no solo a través de palabras o gestos, sino mediante la postura. Este revolucionario actor y teórico creó un método teatral al que llamó «biomecánica». Curiosamente, así es como llamamos actualmente al estudio del movimiento del cuerpo humano, ¡menudo visionario!

La coherencia entre la postura y la actitud no es solo importante para interpretar a un personaje, sino que es algo fundamental en todos los aspectos de la vida diaria. La postura es un factor inconsciente, un orden que adopta tu cuerpo en función de si te sientes seguro o amenazado, vital o cansado... Pero ¿nacemos con una postura determinada o la vamos adoptando durante la vida? Si bien es cierto que algunas patologías o lesiones afectan a la postura desde el nacimiento o surgen con el paso del tiempo, la mayoría de los rasgos posturales se van adquiriendo con los años, como respuesta del sistema nervioso a los estados emocionales.

Es curiosa la relación de la pelvis con las emociones. ¿Te suena raro? Muy bien, pues coloca las manos en las caderas tocando la pelvis por ambos lados, e imagina que es un cuenco lleno de agua. Si mueves la pelvis hacia detrás o anteversión (como sacando culo), el agua de ese cuenco se derramará hacia delante. Y si mueves la pelvis hacia delante o retroversión (como metiendo culo), el agua del cuenco se derramará hacia atrás. Las personas que tienden a colocar la pelvis en anteversión suelen ser más asertivas, emocionales y receptivas. Esto se manifiesta en que proyectan su pelvis hacia fuera, lo que las acerca a los demás. Al contrario, las personas que tienden a colocar la pelvis en retroversión suelen ser más reservadas, menos afectivas y más desconfiadas, pues evitan que su cuerpo se acerque al de los otros.

Un lenguaje universal

¿Crees que tienen algo en común la postura que adopta un perro temeroso y la que adoptan los humanos al rezar? A primera vista podría parecer que no, pero la respuesta es sorprendente. Charles Darwin habló de esta y otras curiosas relaciones en su obra *La expresión de las emociones en el hombre y en los animales*, donde explica las semejanzas y las diferencias entre el lenguaje corporal de los animales y el de los seres humanos.

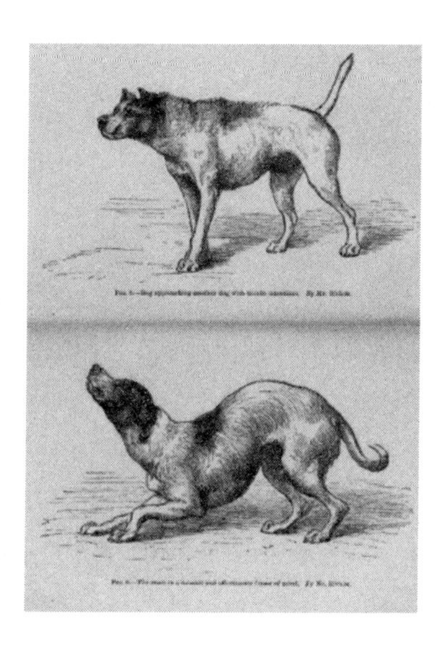

Diferencias en la postura que adopta un perro con actitud hostil o juguetona. Fotografías pertenecientes al libro La expresión de las emociones en el hombre y en los animales, *escrito por Charles Darwin en 1872.*

Darwin descubrió que ciertas posturas son innatas y que otras son aprendidas. Por ejemplo, encorvarse o hacerse pequeños es una posición que adoptan muchos animales cuando se sienten amenazados, y es algo que también hacemos los humanos de todas las culturas cuando tenemos miedo. Esta es una postura innata: incluso los bebés ciegos, que no han podido aprender por mímica ciertos gestos, se encogen cuando sienten miedo o tristeza. Sin embargo, otras posturas son aprendidas, es decir, las introducimos en nuestro lenguaje corporal por imitación. Una de ellas es la posición de rezar: juntar las palmas de las manos y elevarlas hacia el cielo. Darwin investigó muchas poblaciones aborígenes y descubrió que ninguna de ellas hacia ese gesto en sus cultos. Y como podemos ver a través del arte, egipcios, aztecas o griegos, entre otros, tampoco hacían este gesto al rezar. Su origen se remonta a la antigüedad clásica, cuando los guerreros derrotados se arrodillaban y ofrecían sus manos para que se las atasen en señal de rendición. De hecho, la expresión latina *dare manus* significa «rendirse». Después, ese gesto se asoció a rendirse ante la ley divina, y fue asumido por algunas religiones occidentales como la cristiana.

Pero la posición de rezo también tiene algo de innato, pues al hacerla nos encogemos como cuando tememos algo: solemos flexionar las rodillas, encorvar la espalda y agachar la cabeza. El miedo, la sensación de sometimiento o la tristeza hacen que animales y humanos se aovillen, mientras que emociones como la alegría, la autoridad o la seguridad llevan a adoptar posturas amplias y erguidas. Los leones se sostienen sobre las dos patas traseras cuando pelean entre sí, al igual que los perros cuando quieren jugar.

¿SABÍAS QUE...?

Podríamos pensar que los humanos somos los únicos que tenemos posturas aprendidas, pero no es así. Meng Er, un oso panda del zoo de Pekín, aprendió a cortar los troncos de bambú viendo cómo lo hacía su cuidador, al que físicamente le costaba mucho hacerlo y, por ello, fruncía el ceño mientras se esforzaba para llevar a cabo la tarea. Por ello, cuando el panda corta los troncos delante de humanos, frunce el ceño y finge que le cuesta mucho esfuerzo. Sin embargo, gracias a las grabaciones de las cámaras, cuando no hay nadie delante, Meng Er corta el bambú sin ningún problema. ¿No es adorable?

Lo mismo sucede con los perros y sus «ojitos tiernos», esos que ponen cuando quieren decir: «La he liado, pero soy bueno, perdóname». No hacen ese gesto con otros animales, solo con los humanos, de quienes lo han aprendido, porque nosotros también lo hacemos para salirnos con la nuestra. Es increíble, pero el lenguaje corporal también se aprende y nos ayuda a comunicarnos ¡incluso entre especies!

Lo que dice tu postura de ti

A veces creemos que las emociones residen únicamente en el cerebro, y nos parece imposible que puedan manifestarse en otras partes del cuerpo. Pero las terminaciones nerviosas del sistema nervioso llegan a todos los rincones de nuestro cuerpo y, por ello, podemos encontrar tensiones emocionales que se manifiestan en el entrecejo, la mandíbula, el cuello, la espalda, el suelo pélvico, los pies…; es decir, en todo el cuerpo.

En los últimos años, cada vez son más frecuentes hábitos inconscientes como el bruxismo (rechinar o apretar los dientes al dormir). La boca es un órgano muy primitivo, y el hecho de morder está relacionado con la defensa más primaria: protegernos de un ataque. Hace miles de años nos defendíamos de animales y otros homínidos, pero actualmente no podemos morder al jefe, los problemas económicos, las situaciones que nos sobrepasan..., y acabamos mordiéndonos a nosotros mismos. El bruxismo, así como otros hábitos lesivos causados por estrés, acaban alterando nuestra postura: cuando apretamos la mandíbula, tensionamos en exceso los músculos faciales y también los del cuello y el tronco, y esto genera tensión extra a nuestra postura.

Si quieres mejorar tu postura, es fundamental que revises tus emociones. Se puede comprobar fácilmente cómo se manifiestan las emociones en el cuerpo. Alguien triste o con tendencia a la depresión va cabizbajo y encorvado, mientras que alguien estresado o con tendencia al estrés suele reflejar la tensión en su cara, cuello, hombros y espalda. Asimismo, es frecuente que cuando no deseamos estar en un lugar, como en una sala con determinadas personas, nuestro cuerpo, desde los pies hasta el pecho, se oriente hacia la puerta de salida de ese sitio. Sin embargo, cuando estamos cómodos, el cuerpo se orienta con naturalidad hacia el grupo. El sistema nervioso envía la información de nuestro estado mental a todo el cuerpo y nuestra postura se acomoda a ello.

Esta relación entre el cerebro y el cuerpo es de ida y vuelta. **No solo la postura cambia en función de las emociones, sino que también las emociones cambian en función de la postura.** Es decir, aunque no estés triste, si adoptas una postura de tristeza, acabarás sintiéndola. Del mismo modo, si adoptas una posición relajada y abierta, es más posible que acabes sintiéndote más receptivo.

Estaremos de acuerdo en que, salvo que seamos actores que interpretan un papel, no nos interesa forzarnos a adoptar posturas tristes o ansiosas. ¡Bastantes preocupaciones y obligaciones tenemos ya en la vida diaria! Vamos a preferir conocer qué rasgos definen una postura relajada y receptiva:

- El entrecejo sin fruncir y los dientes sin apretar.
- El cuello alineado con la columna: ni caído hacia delante ni muy elevado.
- El pecho en el centro: ni hundido ni exageradamente hacia fuera.
- La columna erguida: ni encorvada ni arqueada.
- Los hombros hacia abajo, lejos de las orejas, y los omoplatos hacia detrás.
- La pelvis en el centro: sin sacar culo ni esconderlo.
- Las rodillas desbloqueadas y las piernas abiertas al ancho de las caderas: ni excesivamente juntas ni demasiado abiertas.
- Los pies apuntando hacia delante.

Es posible incidir en la mente inconsciente desde la mente consciente. Adoptar una postura relajada y asertiva puede ayudarnos en determinados momentos, como antes de un examen o en una entrevista de trabajo. Sin embargo, esta postura no se puede mantener de forma constante. Para incidir a largo plazo en nuestra postura, debemos identificar qué causas la alteran, tanto físicas como emocionales. El sedentarismo es el gran culpable de la atrofia postural, algo que cada vez se observa a edades más tempranas.

¿Ponte derecho?

¿Alguna vez te han dicho «Ponte derecho o te quedará mala postura»? Recuerdo que, cuando era pequeña, me gustaba hacer el mono mientras comía, hacía los deberes o veía los dibujos animados. En cuanto algún adulto me descubría, me reñía y me decía que me colocara bien. Siempre me pareció contradictorio que precisamente cuando me colocaba derechita —algo que se espera aún más de una niña— me aburría muchísimo y acababa sintiendo dolor por todo el cuerpo. Sin embargo, aprendí que, si quería dejar de oír regañinas, debía sentarme derecha. O, como decíamos antes, debía sentarme «como si me hubiera tragado un palo de escoba».

DESMONTANDO MITOS

Un mito frecuente es creer que una buena postura es permanecer «derecho». Cuando vemos a una persona encorvada, solemos decir que está adoptando una mala postura, mientras que, cuando alguien va bien derecho, decimos que tiene una buena postura. La realidad es muy diferente. Nuestro cuerpo se caracteriza por ser móvil gracias a todas las articulaciones que tenemos, desde los dedos de los pies hasta la cabeza. Tan natural es estar con la columna encorvada hacia delante como extendida hacia atrás. En las leyes de la naturaleza hay una máxima: si algo existe, es porque tiene un propósito. La columna y todas las articulaciones son móviles por alguna razón. Si la postura ideal fuera estar derechos las veinticuatro horas del día, no tendríamos una columna con vértebras... La columna sería un hueso sin movilidad, como el fémur o el húmero. Sin embargo, nuestra columna, así como el resto de las articulaciones, es móvil. Esto nos da una pista de qué es una buena postura: ¡aquella que favorece el movimiento!

Pero, ojo, la postura no se puede cambiar solo conscientemente. Creemos que la postura es el resultado de una acción individual que, con voluntad, podemos sostener en el tiempo. Pero en realidad no es algo que debas sostener activamente, más bien al contrario: la postura te sostiene de forma pasiva. Muchas personas dicen: «Solo tengo buena postura cuando estoy pendiente de estar bien colocado; en cuanto me despisto, vuelvo a mi mala postura de siempre». Y no es de extrañar, ya que el cuerpo consume mucha energía cuando ha de sostener posturas con las que no está familiarizado. Por ello, cuando te fuerzas y cambias deliberadamente la postura, solo aguantas un breve período de tiempo, mientras estás pendiente de ello y hasta que la energía del cuerpo se agote. Después, el cuerpo vuelve a sus conocidos hábitos que, aunque puedan ser poco saludables o incluso lesivos, reconoce y le consumen menos esfuerzo y energía.

El diálogo interno es una herramienta para mejorar la postura, siempre y cuando no sea una orden represiva. En lugar de «ponte derecha», pregúntate de forma comprensiva: «¿Qué me hace sentir así? ¿En qué parte de mi cuerpo lo identifico? ¿Qué puedo cambiar para engañar a mi cerebro?».

Para mejorar la postura, no vale con decirte a ti mismo «Ponte derecho», **debes buscar el origen de esa alteración postural y trabajar para equilibrar de nuevo las zonas que están descompensadas.**

Las causas por las que la postura anatómica se altera pueden ser muchas, pero las más frecuentes tienen que ver con motivos óseos (cualquier problema en los huesos o las articulaciones hace que el cuerpo necesite reajustarse, como sucede en los casos de escoliosis o cuando alguien tiene un brazo considerablemente más largo que el otro, por ejemplo), musculares (por ejemplo, un exceso de tensión en el pectoral y los trapecios como consecuencia de trabajar sentado ante un ordenador, lo que provoca que la columna se encorve), fasciales (el tejido fascial se tensa por múltiples causas, como el sedentarismo, el esfuerzo físico o el estrés, y ello afecta a la postura, ya que un exceso de tensión miofascial en pies, caderas o espalda hace que nos encorvemos), alimenticios (algunas patologías alimentarias como las intolerancias o el sobrecrecimiento bacteriano causan distensión abdominal, lo que tracciona la columna y modifica la postura), emocionales...

No obstante, el problema principal es que la sociedad es cada vez más pasiva y sedentaria. De niños, cuando deberíamos estar jugando y explorando nuestro cuerpo y el entorno, nos obligan a estar sentados en sillas, delante de pupitres, durante más de ocho horas al día. De este modo, el cuerpo y la mente se ralentizan, se aburren, se agotan y pierden la energía, la atención y la curiosidad para descubrir el mundo. Este entorno infantil nos «prepara» para tolerar la vida adulta, con trabajos cada vez más dependientes de una pantalla, ya sea desde la oficina o desde casa. La tecnología nos obliga a pasar demasiadas horas en la misma postura: cabezas adelantadas, espaldas encorvadas, hombros hacia delante y caderas cerradas. Pero quiero dejar clara una cosa: no es que esta postura sea mala, lo malo es que la mantenemos, día tras día, durante muchas horas seguidas. **No hay postura buena ni mala. Cualquier postura es mala si la mantienes demasiadas horas. La única postura buena es la que cambia.**

El problema de no movilizar el cuerpo y permanecer siempre en las mismas posturas es que el cuerpo aprende que esos patrones son cómodos y conocidos, y le cuesta mucho cambiarlos. El cuerpo se acostumbra a estas posturas tanto mentalmente como físicamente, pues los músculos tienen memoria y saben qué tipo de postura nos representa como individuos. Pero no tiremos la toalla: es posible cuidar la postura, ¡incluso en la era de la silla y las pantallas!

Articulaciones móviles... ¡y estables!

¿Las articulaciones deben ser móviles o estables? Quizá, después de haber hablado de que es necesario moverse, creas que la respuesta correcta es que las articulaciones deben ser móviles...

Sí y no. Las articulaciones son como un juego de engranajes. Todas ellas deben ser móviles cuando se necesita movilizar el cuerpo y, también, deben poder permanecer estables cuando eso es lo que se precisa de ellas (por ejemplo, las rodillas han de movilizarse para permitirnos ponernos en cuclillas, pero también estabilizarse al hacer una sentadilla, y evitar que se vayan hacia adentro).

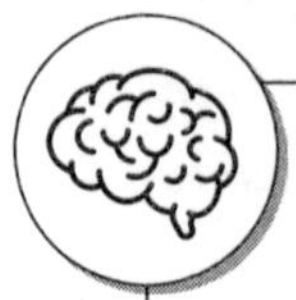

¿QUÉ NOS DICE LA CIENCIA?

Las articulaciones deben ser al mismo tiempo móviles y estables, pero es cierto que cada una tiene un papel principal: algunas deben ser más móviles y otras, más estables. De hecho, en el esqueleto existe una alternancia entre articulaciones más móviles y otras más estables. ¡Es alucinante!

- El arco del pie debe ser más estable. (¡Esto ya lo sabes del capítulo 1!).
- El tobillo debe ser más móvil.
- Las rodillas deben ser más estables.
- La cadera debe ser más móvil.
- La columna lumbar debe ser más estable.
- La columna dorsal debe ser más móvil.
- La columna cervical debe ser más estable.
- Los hombros deben ser más móviles.
- Los codos deben ser más estables.
- Las muñecas deben ser más móviles.

Ahora, ¿qué crees que pasaría si una de las articulaciones que debe ser estable no lo fuera? ¡Que las articulaciones cercanas tendrían que asumirlo! Por ejemplo, si el arco del pie es inestable, el tobillo vuelve y se va hacia adentro y, a su vez, las rodillas también se vuelven inestables. Esto genera un efecto dominó que altera toda la postura.

Por esta razón es muy importante trabajar las articulaciones desde una doble perspectiva: mejorar su movilidad y su estabilidad, priorizando una u otra capacidad en cada articulación. Unas articulaciones necesitan más movilidad (por ejemplo, los tobillos, las caderas y los hombros) y otras necesitan más estabilidad (por ejemplo, las rodillas, la lumbar y el cuello). Por ello, te propongo unos ejercicios con los que podrás mejorar la movilidad y la estabilidad de todo tu esqueleto.

Quizá tenía razón esa vocecita interior que, de niños, nos impulsaba a sentarnos con las piernas cruzadas en el suelo en lugar de en una silla como los adultos o a tumbarnos en las posiciones más insospechadas. Aún estás a tiempo de escucharla de nuevo y devolver a tus huesos y articulaciones la capacidad de movimiento que nunca debiste quitarles.

¿Qué puedo hacer para cuidar mi postura?

Prestar atención a cómo pasas la mayor parte de tu día es clave para cuidar tu postura. De nada vale hacer mil ejercicios, si después te pasas doce horas en determinadas posiciones.

CONSEJOS PARA SENTARTE MEJOR

Pasamos muchas horas sentados trabajando, yendo en coche o en el transporte público, comiendo, durante nuestro tiempo de ocio... Fíjate en cómo te sientas para evitar tensiones.

Un error muy frecuente es sentarse sobre las nalgas. Esto obliga a colocar la pelvis en retroversión (como metiendo el culo), lo que arrastra a toda la columna a la flexión, haciendo que se encorve. Además, al sentarnos así, nos apoyamos en el cóccix, ese pequeño huesito que, al no estar preparado para soportar nuestro peso durante tantas horas, ¡acaba doliéndonos! Y, encima, solemos tener las manos ocupadas porque estamos escribiendo en el teclado, manejando el móvil..., lo que hace que los hombros suban y las escápulas se separen, cosa que produce una «joroba» en la espalda alta. El cuello se adelanta para ver mejor las pantallas, y tensa la cabeza, la mandíbula y la vista.

Si debes pasar muchas horas sentado en una silla, adopta una posición menos tensa: abre las piernas y siéntate sobre los huesos isquiones. De esta manera colocarás la pelvis neutra y a tu columna le será más fácil sostenerse erguida. Pon la pantalla a la altura de los ojos para mantener la mirada alineada y coloca el ratón y el teclado a una altura que te permita tener los hombros lejos de las orejas y las escápulas hacia detrás.

Un consejo para poder sostener esta postura con mayor facilidad es sentarse sobre una superficie inestable. Si estás en casa, puedes sustituir la silla por un *fitball* (esa pelota gigante tan divertida). En la silla es muy fácil sentarnos sobre las nalgas y acabar redondeando toda la espalda. Sin embargo, como el *fitball* es inestable, la pelvis se coloca neutra para mantener el equilibrio y la espalda se mantiene erguida sin esfuerzo. Si no puedes sentarte sobre un *fitball*, puedes colocar un cojín o una almohada de aire en tu pelvis para sostener tu cadera y la espalda erguida.

CONSEJOS SI PASAS MUCHO TIEMPO DE PIE

Si pasas muchas horas de pie, también es importante revisar la postura. Si extiendes por completo las rodillas, la pelvis se coloca en anteversión (como sacando culo), la lumbar se arquea, la parte alta de la espalda de redondea y los hombros y el cuello se adelantan. Asegúrate de flexionar y relajar las rodillas para poder mantener la pelvis en el centro, la lumbar natural y la espalda erguida sin tensión.

Cuando se está mucho rato de pie, es muy frecuente apoyarse más en una pierna que en la otra (generalmente, suele ser la derecha, pues tenemos más peso visceral a este lado). Un rato no pasa nada, el problema es cuando pasamos muchas horas cargando casi todo el peso en una pierna…

Aunque sean pequeños pasos o movimientos, ¡la mejor opción es moverse!

CONSEJOS PARA ELEGIR MEJOR LA ROPA Y LOS ACCESORIOS

Algunas prendas alteran la postura por diferentes motivos (por ejemplo, la rigidez de sus tejidos o su corte). Evita, en el día a día, llevar tejanos o pantalones de cuero o de otros tejidos duros que obligan a mantener las piernas cerradas y la pelvis bloqueada, haciendo aún más difícil sentarte o moverte con libertad. Además, estos materiales comprimen las piernas y perjudican la circulación sanguínea. Usa pantalones o faldas de tejidos ligeros y con diseños sencillos que te permitan sentarte con las piernas abiertas y mover la pelvis.

Igualmente, elige partes superiores que no te impidan mantener la espalda erguida y el pecho abierto. Evita tops, camisetas, camisas o chaquetas de tejidos rígidos que compriman el pecho o con diseños intrincados que alteren la postura o no te permitan moverte libremente.

A menudo, llevamos complementos pesados como bolsos o mochilas que cargamos durante bastante tiempo. En la medida de lo posible, no lleves bolsos con mucho peso, porque acabarás inclinando la columna hacia el lado donde llevas el peso y subiendo el hombro para compensar la carga. La mochila es una opción mejor, siempre que la mantengas cerca del cuerpo y en la zona media de la espalda. Evita que el peso caiga hasta la lumbar y se aleje de la espalda y, sobre todo, no la lleves al «estilo adolescente», como lo llamo yo, es decir: con el peso muy abajo y golpeando el trasero a cada paso.

También hay accesorios que alteran la postura, como pendientes pesados o collares enrevesados que tensionan el cuello o los hombros. Estos elementos pueden ser bonitos y no pasa nada por llevarlos un día, pero hay que evitar su uso diario; la mejor opción es la sencillez, puesto que regala libertad a nuestro cuerpo.

No olvides las pautas que vimos en el primer capítulo acerca de los pies y la importancia de elegir un calzado adecuado. Y, por supuesto, ¡evita los tacones que causan tantos problemas de pies y de columna!

Ejercicios de movilidad y estabilidad articular para mejorar la postura

Estos ejercicios te ayudarán a mejorar la movilidad y la estabilidad de las articulaciones.

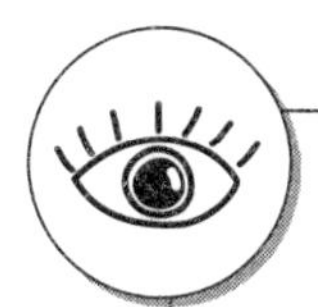

Antes de hacer los ejercicios...

- Puedes hacer esta rutina diariamente y en cualquier momento del día, como al despertarte por la mañana para desperezarte o como minidescanso del trabajo para movilizar tus huesos.

- También puedes hacer esta rutina como calentamiento o preparación antes de llevar a cabo tu entrenamiento físico habitual; te ayudará a movilizar las articulaciones y a activar la musculatura para aprovechar mejor el ejercicio posterior.
- Haz 10-15 repeticiones de cada ejercicio.

1. Gato contento y gato enfadado

En posición de cuatro patas (la llamaremos cuadrupedia, en adelante) en el suelo, extiende y flexiona toda tu columna, desde la pelvis hasta el cuello. Acompaña el movimiento con tu respiración: inhala al extender la columna como hace un gato contento y exhala al flexionar como si fueras un gato enfadado.

Con este ejercicio mejorarás la movilidad de tu pelvis, de las zonas lumbar y dorsal y del cuello.

2. Torsiones de columna

En posición de cuadrupedia, levanta el brazo derecho y rota tu tronco hacia la derecha hasta apuntar con el brazo derecho hacia el techo. Después, rota tu tronco hacia la izquierda hasta introducir tu brazo derecho por el hueco entre tu brazo izquierdo y el suelo. Acompaña el movimiento con tu respiración: inhala al rotar hacia fuera y exhala al rotar hacia adentro. Hazlo con el otro brazo.

Con este ejercicio mejorarás la rotación de tu columna y la movilidad de tus hombros y la parte alta de la espalda.

3. Pierna hacia delante y hacia atrás

En posición de cuadrupedia, flexiona la rodilla derecha y acércala al pecho, y después extiende la pierna y llévala hacia atrás. Acompaña el movimiento con la respiración: exhala al acercar la rodilla al pecho e inhala al extender la pierna hacia atrás. Hazlo con las dos piernas.

Con este ejercicio, mejorarás la movilidad de tu cadera y activarás la musculatura del tronco. Como ves, hay que hacer fuerza para acercar la rodilla al pecho.

4. Inclinaciones laterales

Sentado en el suelo como un indio, coloca los brazos en cruz e inclina la columna hacia la derecha, tocando con tu mano derecha el suelo y extendiendo el brazo izquierdo por encima de tu cabeza. Acompaña el movimiento con tu respiración: inhala al inclinar la columna hacia la derecha y exhala al regresar al centro. Haz lo mismo hacia el otro lado.

Con este ejercicio mejorarás la movilidad de tu columna y activarás la musculatura abdominal, que nos permite inclinar y erguir la columna.

5. Rotaciones de cadera

Sentado en el suelo, dobla las rodillas y separa las piernas como si estuvieras en el ginecólogo. Desde aquí, deja caer las dos rodillas hacia la izquierda y después deja caerlas hacia la derecha. Vuelve al centro y repite este movimiento hacia ambos lados, como si tus piernas fueran una bisagra que abre y cierra. De esta manera estás rotando hacia adentro y hacia fuera la cadera.

Con este ejercicio abrirás espacios en la pelvis y mejorarás la movilidad de tu cadera y tu lumbar.

6. Círculos de hombros con palo

Para este ejercicio puedes ayudarte de una banda elástica, un cinturón o un palo de escoba. Agarra cualquiera de los elementos a una anchura que te permita pasarlo por detrás de tu cabeza, completando un círculo con tus brazos hacia detrás y regresando hacia delante. Cuanto más ancho sea el agarre, más fácil te resultará el ejercicio, y cuanto más estrecho sea el agarre, más difícil. Acompaña el movimiento con la respiración: inhala al pasar los brazos hacia detrás y exhala al volver los brazos adelante.

Este ejercicio te ayudará a mejorar la movilidad de los hombros y de la zona dorsal, y, para ello, es importante que lo hagas manteniendo los codos completamente estirados y que no arquees la columna al pasar la banda hacia atrás.

7. Cuadrupedia y eleva brazo y pierna contraria

En posición de cuadrupedia, estira el brazo derecho hacia delante y la pierna izquierda hacia atrás, y después haz lo mismo con el brazo izquierdo y la pierna derecha. Ve alternando los movimientos, pero evita arquear la lumbar. Para ello, empuja con el talón de la pierna elevada hacia atrás y extiende lo máximo que puedas la mano hacia delante, activando las extremidades en direcciones opuestas y alargando la columna.

Este ejercicio trabaja la estabilidad lumbopélvica, así que debes mantener la lumbar activa para hacerlo bien. De este modo, fortalecerás la musculatura lumbar, espinal, abdominal y de la cadera.

8. Ángel en la pared

Colócate de pie y de espaldas a una pared. Apoya en ella las caderas, la espalda y la cabeza, pero manteniendo los pies alejados de la pared. Sin despegar de la pared estos tres puntos de apoyo, coloca los brazos en cruz y dobla los codos hacia arriba colocándolos en ángulo de noventa grados. Ahora trata de tocar la pared con los codos y muñecas. Desde esta postura, sube los brazos extendiendo los codos hasta formar una uve y luego vuelve a la posición inicial, como si dibujases un ángel en la nieve. Acompaña el movimiento con tu respiración: inhala al extender los brazos y exhala al volver.

Este ejercicio ayuda a mejorar la estabilidad de la cintura escapulohumeral y a fortalecer la musculatura profunda y alta de la espalda. Mantén los hombros lejos de las orejas y evita que se despeguen de la pared los puntos de apoyo de la espalda y los brazos.

3

DESCUBRE TU PROPIOCEPCIÓN... ¿PROPIO QUÉ?

> Nada de lo que vemos, oímos o tocamos puede expresarse con palabras que igualen lo que los sentidos perciben. ¿No fue precisamente el descubrimiento de una discrepancia entre las palabras, el medio en el que pensamos, y el mundo de las apariencias, el medio en el que vivimos, lo que condujo a la filosofía y a la metafísica en primer lugar?
>
> HANNA ARENDT, *La vida del espíritu* (1978)

Los filósofos siempre se han hecho preguntas como: ¿dónde estamos?, ¿de dónde venimos?, ¿adónde vamos? Podríamos decir que nuestro cuerpo también es un gran filósofo, ya que está continuamente preguntándose dónde se encuentran cada una de sus partes o hacia dónde se dirigen. Ya lo dijo la filósofa Hanna Arendt, las palabras tienen una información limitada, mientras que los sentidos informan de manera infinita. Y estaba en lo cierto, pues, sin ellos, apenas podríamos entender, describir o experimentar el mundo.

Hagamos un juego. Estés donde estés, levántate y quédate sobre una pierna como si fueras un flamenco. Mantén este pequeño equilibrio unos segundos. ¡No hagas trampas! ¿Te resulta fácil? Ahora cierra los ojos y trata de seguir manteniendo el equilibrio de la misma manera. De repente, se ha vuelto más difícil, ¿no? Y si todavía no te parece demasiado retador: permanece sobre una pierna, con los ojos cerrados, y mueve la cabeza de lado a lado como si dijeras que no... ¡Estoy segura de que ya has perdido el equilibrio!

Acabas de experimentar lo que es la propiocepción. Quizá al leer este término digas: «¿Propio qué?». Esta palabreja parece un trabalenguas, pero es una de nuestras capacidades más importantes, quizá la que más. La propiocepción es la capacidad del cuerpo de reconocer su posición en el espacio. Se encarga de reconocer si estamos con la columna encorvada o erguida, de que podamos caminar sin caernos (incluso estando en una habitación a oscuras), de que no nos choquemos con otras personas cuando caminamos por la calle... ¿No es increíble?

Los cinco sentidos... ¿o son siete?

El ser humano tiene cinco sentidos: la vista, el oído, el olfato, el gusto y el tacto. Estos cinco sentidos pertenecen a la exterocepción, es decir, a aquello que «pasa fuera». En los últimos años, gracias a la neurociencia y sus avances en el estudio del cerebro y su relación con el cuerpo, se ha ampliado esta lista. Actualmente, podemos hablar de siete sentidos, y sumar a los anteriores la interocepción y la propiocepción.

De estos dos, al que más atención dedica el cerebro es al primero: la interocepción. Esta es la capacidad de percibir lo que sucede en el interior de nuestro cuerpo, aquello que «pasa dentro». La interocepción se ocupa de percibir las necesidades o alteraciones de órganos como el corazón, los pulmones, el estómago, el intestino... Esto se produce gracias a la información que nuestras células envían al hipotálamo, donde se procesan los datos y se activa la respuesta. Por ejemplo, cuando perdemos agua corporal, la interocepción se encarga de enviar la sensación de sed. Del mismo modo, sentimos hambre o náuseas, identificamos las ganas de ir al baño o si tenemos o no deseo sexual. Pero también es gracias a la interocepción que sentimos si nuestro corazón se para o si nos cuesta respirar... Estas señales se mantienen dormidas y solo se activan cuando hay un patrón anormal. No es de extrañar que el cerebro utilice la mayor parte de sus recursos en este sentido, ¡es vital para nuestra supervivencia!

El segundo sentido al que el cerebro dedica su atención es la ya presentada propiocepción. **La propiocepción funciona gracias a los propioceptores: neuronas ubicadas en los músculos, articulaciones y tendones que envían la información al sistema nervioso central, donde se unen a la información recibida de los sistemas visual (ojos) y vestibular (oído).**

La vista es el sentido del cual recibimos la mayor parte de la información diaria, no solo por medio de las imágenes que vemos, sino del análisis del espacio en el que nos encontramos. El oído nos informa de la posición de nuestra cabeza, por lo que es fundamental para sostener el equilibrio. Como hemos comprobado, algo tan sencillo como levantar una pierna del suelo ya pone en alerta tu propiocepción. Además, si cierras los ojos, se reduce la cantidad de información que recibes acerca del espacio que te rodea y, sin ella, es más difícil mantener la posición. Si, además, mueves la cabeza de lado a lado, engañando a tu cerebro... ¡No sabe dónde está! La propiocepción informa de la posición de tus articulaciones («¿Tengo el codo doblado o estirado?»), así como del tono muscular («¿Está mi muslo contraído o relajado?»), y también permite conocer la velocidad a la que te mueves, el espacio que ocupa tu cuerpo y mucho más.

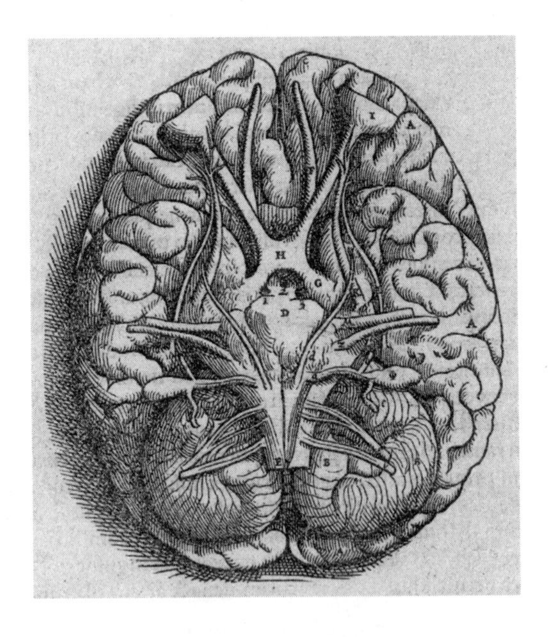

Representación de un cerebro y del sistema visual perteneciente a De humani corporis fabrica, *uno de los libros sobre anatomía más completos y antiguos de la historia moderna, escrito por Andrés Vesalio hacia 1543.*

DESMONTANDO MITOS

De hecho, ¿sabías que hay un lugar en el cerebro dedicado a observar el estado de tu cuerpo? Es la corteza somatosensorial y está en la parte anterior del cerebro, donde te colocarías una cinta para retirar el pelo de la cara. En esta área, el cerebro visualiza el cuerpo. Durante décadas, se creyó que cuanto mayor fuera la zona más neuronas dedicaba el cerebro a visualizarla. Por eso se creía que debía emplear muchas más a la espalda, una zona muy grande, que a los dedos de la mano. Pero la realidad es que el cerebro destina la mayoría de su atención a tres zonas: la cara, las manos y la curvatura del cuerpo. ¡Y no es de extrañar, están continuamente moviéndose!

En primer lugar, la cara es la zona que más mueves: al hablar, comer, gestualizar o incluso respirar, como veremos a continuación. De hecho, muchas personas fruncen el ceño habitualmente, y esto es un gesto innato: lo hacemos de forma inconsciente cuando queremos poner toda la atención en algo. El problema es cuando este gesto se vuelve recurrente o incluso, como a muchas personas les sucede, permanente. Fruncir el ceño activa la amígdala, una zona que está relacionada con la atención. Activarla puntualmente está bien, pero no vivir con la amígdala hiperactivada. Esto pone en alerta también el sistema simpático (el que se encarga de la activación y el estrés, y que es contrario al parasimpático, que se ocupa de la relajación). Esta tensión se genera cuando vivimos con altos niveles de estrés o de ansiedad constantes, lo cual desregula el sistema nervioso: hiperactiva el sistema simpático y debilita el parasimpático. Si estás frunciendo el ceño, relájalo. No sé si es tan importante esto que estoy diciendo, ¡pero podrás volver a leerlo siempre que quieras!

En segundo lugar, las manos son la extensión motora más hábil, ¡y eso que vimos la gran habilidad de los pies! Recordemos que tuvimos un antecesor llamado *Homo habilis* que vivió en África hace unos 2,3 millones de años y que, aunque no fue el único, tuvo gran *habilidad* para crear herramientas. A pesar de que en la actualidad las manos cada vez hacen menos trabajos precisos, como hasta hace un siglo hacían nuestros tatarabuelos, siguen siendo una zona de gran estimulación sensorial. Basta con fijarse en cómo gesticulamos con ellas al comunicarnos, pues están conectadas neuronalmente con el habla... ¿Será que los italianos tienen más propiocepción? Bromas aparte, lo que sí es seguro es que el cerebro dedica más neuronas a las manos que a la espalda, por curioso que parezca.

Por último, el cerebro dedica otra gran parte de su atención a la curvatura del cuerpo o, para entendernos, a la posición de la columna. Como ya sabes, esta curvatura puede cambiar toda nuestra autopercepción: encorvada, envía señales al cerebro de que nos sentimos desprotegidos, cansados, tristes o temerosos..., mientras que, si la mantenemos erguida, le estamos indicando que nos sentimos seguros, vitales y positivos. Esto se conoce como la coherencia cuerpo-cerebro: siempre tratamos de encontrar una coherencia entre la postura corporal y el estado emocional. Como vimos en el capítulo anterior, podemos jugar a la inversa y acomodar nuestra postura de tal modo que engañe a nuestro cerebro. ¡Todo tiene un punto positivo, depende desde donde se mire!

Abre los ojos y apaga la pantalla

Hablando de mirar... Seguro que la mayoría de las ocasiones en las que debes observar algo con atención, como cuando miras a través de la mirilla de una puerta o examinas un objeto pequeño, acercas siempre el mismo ojo. Todos tenemos un ojo dominante, igual que una pierna más estable que la otra o un brazo más fuerte que el otro.

¿SABÍAS QUE...?

Hagamos un experimento: haz un círculo con tu mano, como si fuera un catalejo. Ahora, a través de esa pequeña circunferencia, enfoca un objeto que tengas a unos tres metros. Mantén el objeto enfocado, cierra tu ojo derecho y después el izquierdo. Probablemente, verás que, al cerrar un ojo, el objeto se mantiene enfocado en el centro, pero, al cerrar el otro ojo, el objeto se sale fuera. Ahora ya lo sabes: el ojo que ha enfocado el objeto dentro del círculo es tu ojo dominante, ¡y tu cerebro recibe la mayor parte de la información desde ese ojo!

Eso se debe a la propiocepción. La propiocepción es un sistema informático de ámbito neuronal y cerebral complejísimo. Por ello, nuestra propiocepción conoce a la perfección nuestro cuerpo, sus cosas buenas y sus cosas no tan buenas. Sabe cuál es nuestro ojo dominante antes que nosotros e, inconscientemente, nos hace elegirlo.

Hemos hablado de la propiocepción y de cómo se relaciona con el sistema vestibular y el sistema visual. Por un lado, cada vez tenemos mayor estimulación auditiva, ya que nuestras ciudades están plagadas de ruido y muchas personas llevan auriculares mientras trabajan, se ejercitan o dan un paseo. La audición es un canal informativo vital para el cerebro: tenerlo siempre ocupado, además con sonidos tan altos, no es una buena idea ni para los oídos ni para la propiocepción. Usa menos auriculares, entretente escuchando tu movimiento, pasea escuchando el entorno. Esto es algo clave, pues muchas personas entrenan con auriculares y música alta, lo que reduce su propiocepción, y eso afecta su rendimiento físico. Parece que necesitáramos ocultar el momento presente activando todo tipo de sonidos (música, pódcast, vídeos...). ¡Presta más atención al presente con todos los sentidos!

Por otro lado, la visión es una parte fundamental de la salud, pero cada vez tenemos más problemas de forma generalizada. Los modos de vida actuales no tienen nada que ver con el entorno en el que evolucionamos como especie. La visión se desarrolló al aire libre, donde mirábamos lejos de forma continua en busca de direcciones, animales o alimento y, ocasionalmente, observábamos detalles de lo que teníamos cerca (de algún fruto, por ejemplo). Pero actualmente es al revés: rara vez miramos lejos y abusamos de la visión de cerca (estamos mirando pantallas durante horas).

También se ve perjudicada nuestra visión periférica ya que, antes, nuestra visión tenía un campo amplísimo por arriba, por abajo, a derecha e izquierda. Esta periferia visual nos permitía ver las aves en el cielo, los animales del entorno... En definitiva, nos ayudaba a sobrevivir y reaccionar con rapidez. Sin embargo, ahora esta periferia se ha trasformado en una visión de túnel, así llamada porque fijamos la vista en un punto central (el móvil, la tableta...) y rara vez abrimos el enfoque; es como si siempre estuviéramos mirando por un agujero. Todo esto no solo afecta a nuestra visión, sino también a nuestro cuerpo.

Cada año, las patologías como la miopía, el astigmatismo, la presbicia, la vista cansada, etc., aumentan de forma exponencial. Cada vez hay más jóvenes con cataratas, degeneración macular o lesiones oculares que hasta ahora estaban asociadas a la edad. No es de extrañar, pues desde bebés, cuando deberíamos estar desarrollando la visión, nos ponen móviles para entretenernos y dejar de molestar, en lugar de dejarnos mirar lejos y abrir nuestra periferia. Ya de adultos, la suma inhumana de horas delante de pantallas y el pésimo entorno de luz y oscuridad (sobre el que hablaremos después) está atrofiando nuestros ojos, nuestra vista y nuestra salud en general.

Tradicionalmente, creíamos que los problemas visuales solo afectaban a los ojos, pero ahora sabemos que en realidad alteran la salud de todo el cuerpo. Desde la adolescencia he tenido degeneración visual, algo que me ha limitado en ocasiones, tanto en mi vida diaria como deportiva. Incluso dejé de moverme durante años, para retomarlo después poco a poco. Mi historia personal con la visión es tan larga y las conexiones entre la visión y el cuerpo son tan profundas, que daría para escribir otro libro. En mi camino en busca de soluciones a mis patologías visuales, llegué a la reeducación visual, y comprobé que la mayoría de los ejercicios ¡tienen en cuenta el cuerpo! Ya sabemos por qué: **la propiocepción mueve el cuerpo, ¡pero la visión es la fuente de información más importante de la propiocepción!**

Al comenzar este capítulo hemos comprobado que, al prescindir de la visión, cuesta mucho más mantener el equilibrio. Si la visión está reducida por dioptrías, degeneración macular, cataratas..., sucede lo mismo: al cuerpo le cuesta mucho más mantener el control. Además, el cuerpo genera una respuesta compensatoria cuando no obtiene la información que necesita de los sentidos. Por ejemplo, cuando recibe menos información visual, adapta la postura de forma inconsciente: empieza a tensar la musculatura profunda de los ojos para enfocar mejor. Y esta tensión no se queda solo en los músculos de los ojos, sino que se expande, a través de la musculatura y los nervios de la cara, hacia la cabeza, el cuello, la espalda, la pelvis y los pies. Muchas personas con problemas visuales tienen alteraciones posturales u otras patologías, como cefaleas o bruxismo, debido a esta relación visión-cerebro alterada.

De la visión, recibimos la mayor parte de la información diaria, hasta tal punto que actualmente vivimos en una hiperestimulación visual constante: vamos en el metro mirando vídeos, comemos viendo las noticias, caminamos leyendo mensajes...

Nuestros ojos y nuestro cerebro no pueden procesar tanta información visual ni cognitiva. Compruébalo: mira cinco vídeos seguidos de cualquier red social y, al terminar, intenta recordar de qué trataba cada uno de ellos. ¡Es casi imposible! Recibimos demasiada información visual desordenada y caótica, y eso no solo fatiga la vista, sino que también altera el cerebro y estresa. La sobreinformación está desequilibrando nuestra salud visual y mental, y es hora de recuperar el equilibrio.

En equilibrio

Empezamos este capítulo probando nuestro equilibrio, ¡y descubrimos el sentido de la propiocepción! Pero ¿equilibrio y propiocepción son lo mismo? Veamos. Cuando hablamos de equilibrio, nos referimos a la capacidad de mantener el cuerpo erguido en situaciones de inestabilidad, ya sea estando quietos (lo que se conoce como equilibrio estático) o en movimiento (equilibrio dinámico). Sobre las diferencias entre uno y otro, volveremos más tarde al hacer los ejercicios, para no solo entenderlo, sino también vivirlo.

Ahora que sabemos qué es el equilibrio, nos queda aclarar si equilibrio es lo mismo que propiocepción. Sí y no. La propiocepción es el sentido que nos informa de la posición de nuestro cuerpo en el espacio, por lo que el equilibrio forma parte de ella. Eso significa que, **cuanta más propiocepción tengamos, mejor será nuestro equilibrio. Y, al revés, cuánto mejor equilibrio tengamos, mayor propiocepción**. Se retroalimentan, pero son diferentes.

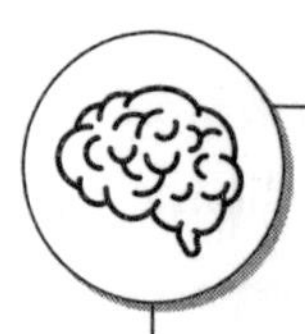

¿QUÉ NOS DICE LA CIENCIA?

Nos mantenemos en equilibrio gracias al trabajo en equipo de todos los huesos, articulaciones, músculos, ligamentos, tendones y fascias. Pero hace millones de años teníamos algo más que nos ayudaba a mantener el equilibrio: ¡la cola! El cóccix, ese pequeño huesito del que ya hablamos porque solemos sentarnos encima de él, es el resquicio de las primeras vértebras que formaban la cola. Esta cola, como a los demás simios, nos ayudaba a equilibrarnos en la tierra y en los árboles. Sin embargo, la perdimos hace más de veinte millones de años. Aunque, además del cóccix, nos quedó otro recuerdo de cuando éramos simios equilibristas: los embriones dentro del útero también tienen un pequeño apéndice de cola, que solo se percibe entre la semana quinta y la sexta. Después se desprende... ¿No es maravilloso?

El equilibrio es una capacidad fundamental que tenemos bastante olvidada. Puedes hacer una prueba: pide a un familiar o amigo que mantenga el equilibrio sobre una pierna mientras mueve la contraria de arriba abajo. Comprobarás que muchas personas no llegan a aguantar ni un minuto, sin importar su edad o forma física. En el mundo actual casi no estimulamos la propiocepción y, por tanto, también estamos perdiendo el equilibrio. Nos pasamos el día sentados o en posiciones poco retadoras. Incluso las personas más preocupadas por su aspecto físico —¡ojo, que no por su forma física!— entrenan en gimnasios, con máquinas o ejercicios nada estimulantes para el equilibrio. Como consecuencia, **el equilibrio es una asignatura pendiente para la mayoría de la población: desde las personas más sedentarias a los usuarios de gimnasio más acérrimos.**

Si volvemos la vista atrás, estar en equilibrio es una auténtica proeza: basta con ver a un bebé aprender a caminar para comprobar que lo que en el presente pasamos por alto, es clave para nuestra salud y autonomía.

¿SABÍAS QUE...?

Es curioso cómo hay quien, al intentar mantener el equilibrio, mira hacia un punto fijo. Pero ¿esto de verdad ayuda? La respuesta la encontramos en una situación cotidiana: cuando nos mareamos en el coche. Algunas personas se marean yendo en autobús, coche o barco, sobre todo si mantienen la mirada fija en algo, como un libro u ordenador. ¿A qué se debe esto? La respuesta es que no hay coherencia entre lo que vemos y lo que el cuerpo siente. La visión está fija mientras el cuerpo se mueve, aunque de forma ligera. Esta disonancia activa los mecanismos de interocepción que vimos al principio del capítulo, que envían la señal del mareo. Muchas personas sienten alivio cuando dejan de mirar a un punto fijo y lo hacen por la ventanilla, porque recuperan la coherencia entre lo que ven y lo que sienten. Esto mismo se aplica a los ejercicios de equilibrio: durante décadas se ha dicho «mira a un punto fijo» al proponer a alguien que mantenga el equilibrio. En mi experiencia como entrenadora pocas veces ha funcionado. En mi opinión, es mejor mirar allí donde el cuerpo traslada su peso, buscando la coherencia entre visión y locomoción. ¡Mira hacia donde te mueves!

Como te imaginarás, la propiocepción es un sentido muy útil en tu día a día: te ayuda a calcular la distancia para no chocar con otro viandante por la calle o a medir si el salto que darás será lo suficientemente largo como para no mojarte en el charco. Pero también es un sentido muy importante para desarrollar tu cuerpo como humano. Hace millones de años, el sistema propioceptivo de nuestros ancestros estaba continuamente tomando decisiones: desde huir de un animal a trepar un árbol o agarrar un fruto. Pero el mundo en el que nuestros antepasados los simios pusieron a trabajar su capacidad locomotora era muy diferente al actual. A diario caminaban por terrenos irregulares llenos de piedras, troncos, árboles, con subidas y bajadas... Y en ese ambiente se desarrollaron estos complejos sistemas, entre ellos, el propioceptivo. Nuestros antepasados estimulaban y ponían en práctica a diario su propiocepción.

Sin embargo, el mundo actual es bastante anodino. Solo estamos seguros cuando el suelo es liso y plano. Nos tropezamos en cuanto hay ramas y nos da miedo caernos si el suelo es irregular o tiene pendiente. Las personas cada vez tienen menos capacidad de percibir su cuerpo: desde sentir cómo es su postura a mantener el equilibrio. **La comodidad de la vida urbana afecta a nuestro diseño humano. Nuestro cuerpo está hecho para estar en movimiento, no para enviar correos electrónicos. Cuan-**

to más cómodo sea tu entorno, más incómodo te resultará vivir en tu cuerpo. ¿Eso quiere decir que te expongas a peligros o a condiciones propias de neandertales? ¡Claro que no! Significa que abras los ojos y no pierdas de vista aquello que nos hizo humanos.

Una buena propiocepción y un buen equilibrio son fundamentales para tener más salud en el día a día y evitar esos molestos esguinces recurrentes, y para ser más ágiles al ejercitarnos. Pero también son muy útiles a largo plazo, porque, cuando vamos haciéndonos mayores, el sentido de la propiocepción y el equilibrio se van reduciendo. En mi familia dicen: «A partir de los cincuenta, te das con todas las puertas». Esta frase que tanto repiten cuando se dan con las esquinas tiene base científica: con los años perdemos propiocepción y nos cuesta más hacer cosas que nos resultaban fáciles cuando éramos jóvenes, como calcular el espacio que ocupa nuestro cuerpo, la dirección que estamos tomando o mantener el equilibrio. Después, caminar por la calle se vuelve un reto, y mantenernos sobre una pierna, una tarea titánica. Si quieres ahorrarte muchos golpes y ser más independiente en el futuro, ¡es hora de levantarte de la silla y desafiar a tu propiocepción!

¿Qué puedo hacer para tener una propiocepción y un equilibrio óptimos?

Antes de hacer cualquier ejercicio, lo primero es fijarte en qué oportunidades te presenta la vida diaria.

- Cuando vayas por la calle, ¡camina por los bordillos!, eso que de niño hacías de forma espontánea, y que dejaste de hacer cuando fuiste haciéndote mayor. Mira qué bordillos, pequeñas alturas o incluso bancos se cruzan en tu paseo, y camina sobre ellos, siempre y cuando sean seguros para ti, teniendo en cuenta tu forma física.
- Agrega pequeños momentos de equilibrio a tu vida diaria, como, por ejemplo, al ponerte los calcetines o secarte los pies después de la ducha, trata de hacerlo sin agarrarte a nada. Hazlo siempre en situaciones que sean seguras. Si hacerlo sin ayuda te resulta difícil, comienza por reducir los puntos de apoyo: en lugar de agarrarte, apoya los dedos.
- La coordinación estimula la propiocepción, así que una buena manera de mejorarla ¡es jugar con tus hemisferios! Puedes empezar lavándote los dientes con tu mano izquierda si eres diestro, o al revés.

Ejercicios para mejorar tu propiocepción y equilibrio

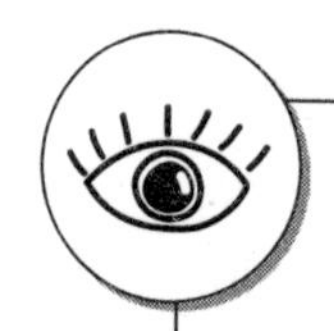

Antes de hacer los ejercicios...

- Haz los ejercicios de equilibrio descalzo. A estas alturas ya sabes que el calzado altera el eje corporal y la transmisión de fuerza. Cuanto más en contacto con el suelo estés, más control y fuerza podrás aplicar. Siempre que puedas, ¡descálzate!

- Si utilizas gafas o lentillas, haz estos ejercicios sin ellas (siempre que te sea posible y no ponga en peligro tu seguridad). De esta manera, enseñarás a tu propiocepción a trabajar sin ayuda externa.
- Puedes hacer estos ejercicios como calentamiento o preparación antes de llevar a cabo tu entrenamiento físico habitual.

1. Acerca y aleja tu enfoque

Escoge tres objetos que estén a diferentes distancias. El más cercano puede ser tu uña o un boli que cojas en tu mano. El segundo debe estar a uno o dos metros de distancia. El tercero, más lejano, fuera de la ventana.

Mira el objeto más cercano unos 5 segundos, observando los detalles. Después, cambia tu foco de atención y céntralo en el objeto que está a una distancia intermedia. Por último, mira al punto más lejano. Repite este ciclo durante unos 3 minutos.

Es muy importante que en todo momento mantengas los ojos relajados y parpadeando. Evita tensar la visión en busca de verlo todo a la perfección: acepta lo que ves en cada momento, aunque esté borroso. Hazlo primero con los dos ojos abiertos y, después, tápate un ojo con una mano y haz el ejercicio con el dominante y con el no dominante.

La visión funciona como el objetivo de una cámara, solo que el enfoque es la capacidad que tienen nuestros músculos oculares de alargarse y contraerse. Por ello, cambiamos el enfoque desde el punto uno al tres, algo muy importante cuando nos pasamos la mayor parte del día mirando solo de cerca y con el enfoque acortado.

2. Rotación de cuello con la mirada

Sentado, mueve el cuello de un lado a otro, como si dijeras no. Fíjate en cuál es el último objeto que ves en cada lado (puede ser un cuadro, la puerta...). Después, coloca el dedo índice de la mano derecha frente a ti. Muévelo hacia la derecha y síguelo con la mirada moviendo el cuello, hasta que ya no puedas girarlo más. Después, haz lo mismo hacia la izquierda.

Repite el ejercicio 5 veces a cada lado y verás cómo, poco a poco, el cuello puede girar cada vez más, de modo que podrás ver objetos que se encuentran más atrás.

Los ojos se conectan con el cerebro por medio del nervio óptico, que llega hasta el cerebelo, en la base de la nuca. Por ello, la tensión ocular se manifiesta como tensión cervical, y al revés. Cuando acompañas el movimiento del cuello con la mirada, además de aumentar su capacidad de girar, relajas la visión. La moraleja de este ejercicio es mirar el espacio cuando te muevas: a veces nos ejercitamos con la mirada fija o tensa hacia una única dirección. No lo hagas; trata de acompañar siempre el movimiento con tu visión.

3. Equilibrio estático

De pie, flexiona una pierna y quédate en equilibrio como si fueras un flamenco. En esta postura, tápate los oídos y mantente quieto. Después, cierra los ojos. Por último, mueve la cabeza lentamente de lado a lado, como si estuvieras diciendo que no. Trata de aguantar hasta un minuto, ¡y no te olvides de hacerlo con la otra pierna!

¿Recuerdas que al inicio hablamos de los equilibrios estático y dinámico? En este caso, es un equilibrio estático, pero agregamos factores que alteran nuestra estabilidad desde dentro, como taparnos los oídos, cerrar los ojos o mover la cabeza. Todo esto pone en jaque a los sistemas vestibular, visual y propioceptivo.

4. Equilibrio dinámico

De pie, quédate en equilibrio sobre una pierna, mientras balanceas la otra de delante para atrás. Es importante que la pierna que se balancea no toque el suelo. Si te parece fácil, puedes complicarlo... ¡añadiendo inestabilidad interna! Por ejemplo, cerrando los ojos. Difícil, ¿verdad? Haz cada movimiento unas 10 veces con cada pierna.

Este es un ejercicio de equilibrio dinámico, es decir, en movimiento. El cuerpo tiene que compensar el desplazamiento de la pierna lejos del eje del cuerpo: la columna. ¡La pierna pesa y, al trasladarla lejos del eje, necesitamos activar el equilibrio!

5. Equilibrio despistado

Para este ejercicio vas a necesitar una pelota o cualquier objeto pequeño que puedas lanzar, ¡y un ayudante! Quédate en equilibrio sobre una pierna. Después, el ayudante te irá tirando la pelota desde distintas direcciones y distancias, despistándote. Tú deberás atraparla y devolvérsela mientras mantienes el equilibrio.

En este ejercicio se activa el foco externo: la inestabilidad es interna, pero no estás pendiente de ella exclusivamente, sino que tienes un foco externo que atender (en este caso, coger la pelota). Es una forma estupenda de integrar estímulos, ya que al mismo tiempo se trabaja el equilibrio, la propiocepción y los reflejos visuales. ¡Además, es muy divertido! Aunque, como te imaginarás, ¡en este ejercicio no recomiendo cerrar los ojos!

6. Saltos a una pierna

Quédate sobre una pierna y salta hacia delante, hacia atrás, hacia la derecha y hacia la izquierda. Evita que la rodilla se doble hacia adentro, mantenla siempre alineada con el tobillo.

Los saltos son una forma excelente de trabajar la propiocepción, porque estimulan el equilibrio en dos fases distintas: la aceleración y la frenada. Esto quiere decir que en el momento de saltar tomamos impulso y en el momento de aterrizar lo frenamos. El equilibrio debe desarrollarse en situaciones estáticas y dinámicas, ¡porque así es la vida! Rara vez nos caemos estando quietos: nos caemos cuando cambiamos de dirección de golpe o al hacer movimientos bruscos.

4
RESPIRA MEJOR, VIVE MEJOR

Mouth-breather: a stupid person.

Diccionario de Cambridge

Comenzar un capítulo con un insulto quizá no sea lo más educado, pero en este caso el atrevimiento es necesario: estúpido. Esta es la definición que el *Diccionario de Cambridge* da a la expresión inglesa *mouth-breather* o, en su traducción al castellano, «respirador bucal».

Mouth-breather es un insulto en la jerga inglesa cuyo origen se remonta a principios del siglo XX, cuando los doctores usaban este término para referirse a los niños que respiraban por la boca debido a alguna enfermedad.

Hacia 1915, la expresión ya había tomado un tono peyorativo en el lenguaje popular y comenzó a aparecer en los diccionarios para designar a una persona estúpida.

No es difícil imaginar la razón de esta connotación, pues basta con abrir la boca para ver la cara de aturdimiento y desinterés que se nos queda... Pero la historia de esta curiosa palabra comenzó mucho antes.

La nariz, ¡qué órgano tan sofisticado!

En el siglo XIX, un norteamericano llamado George Catlin se dedicó a explorar diferentes poblados indígenas de América del Norte. Al margen de las diferencias más obvias entre los nativos y la sociedad norteamericana, observó una pequeña pero poderosa diferencia en las costumbres respiratorias: el hombre occidental a menudo dormía con la boca abierta, mientras que los indígenas dormían siempre con la boca cerrada y respirando por la nariz. Los nativos rara vez permanecían con la boca abierta e incluso las madres de diferentes tribus cerraban la boca de sus bebés cuando las abrían para fomentar en ellos el hábito de respirar por la nariz.

Las poblaciones indígenas tenían muy claro algo que la «civilización» continúa pasando por alto. En la era contemporánea de la inmediatez, la respiración es un arte olvidado. Y aunque tratemos de poner pequeños parches de meditación o *mindfulness* a nuestros problemas mentales, el estrés y la ansiedad siguen ganando la carrera. Pero volviendo a la perspicacia inglesa para crear sofisticados insultos, ¿qué tiene que ver respirar por la boca con ser estúpidos?

Ya lo dijo en otras palabras el célebre maestro yogui Iyengar: **«La nariz es para respirar y la boca para comer»**. A primera vista nos puede parecer lógico y simple, pero ¿lo hacemos? Muchas personas respiran por la boca, ya sea durante el día, durmiendo, realizando ejercicio... Algunas de ellas no son conscientes de estar haciéndolo y otras sí lo son, pero no comprenden lo perjudicial que es el hábito de respirar por la boca. Es hora de aprender por qué deberíamos respirar por la nariz.

La nariz es el órgano fisiológicamente preparado para la respiración: dentro contiene pelitos que filtran los gérmenes del aire y mucosas que lo calientan y humedecen, lo que permite la entrada de aire limpio y templado. Sin embargo, la boca no es tan sofisticada, por lo que al respirar por ella no es posible filtrar ni calentar el aire, y este entra frío y seco, e irrita las vías aéreas. Respirar por la nariz es el primer paso no solo para una buena salud respiratoria, sino también del sistema inmune. Es fundamental para protegernos de virus y asegurarnos de que el aire que introducimos en el cuerpo es de calidad.

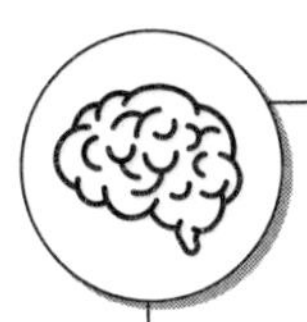

¿QUÉ NOS DICE LA CIENCIA?

Además, la respiración está conectada con el cerebro y el sistema nervioso, y tiene la capacidad de cambiar su «piloto» en función de por dónde respiramos. Veámoslo: nuestro sistema nervioso autónomo tiene dos vías, la vía parasimpática (que controla los estados de descanso y relajación) y la vía simpática (que controla los estados de actividad y aceleración). Curiosamente, la respiración nasal activa la vía parasimpática, mientras que la respiración bucal activa la vía simpática. Así que respirar por la nariz es fundamental para tener más equilibrio en nuestro sistema nervioso y, como resultado, mayor salud mental.

Vigila dónde pones la lengua

Pero hay un problema: los hábitos modernos nos ponen muy fácil respirar por la boca. Vivimos estresados y tenemos prisa por todo, y eso hace que vayamos respirando con la boca abierta o, mejor dicho, boqueando. Hay una culpable de que respiremos por la boca: la lengua. Aunque parezca que este órgano muscular no tiene nada que ver con ello, resulta vital para una buena respiración.

Fíjate: ¿dónde tienes colocada la lengua? ¿Caída hacia la garganta o en contacto con el paladar superior? Ahora, haz un experimento: tápate la nariz, coloca la lengua en el paladar, abre los labios e intenta respirar por la boca... ¡Es imposible! Sin embargo, tápate la nariz, deja que la lengua caiga hacia la garganta, abre los labios y trata de respirar por la boca... ¡Es posible! Ahora entenderás fácilmente por qué la posición de la lengua es tan importante. **La posición correcta de la lengua es en contacto con el paladar superior, lo cual promueve la respiración nasal y hace imposible la respiración bucal.** ¡El cuerpo es sabio! Aunque nosotros busquemos siempre la manera de complicar la historia.

De hecho, muchos problemas bucales como el apiñamiento de los dientes se debe al hábito de respirar por la boca. En la actualidad, ser dentista es una de las profesiones más rentables, ya que los niños y adultos cada vez tienen más problemas dentales. Sin embargo, en muchas de las tribus de África, América o Asia que han mantenido sus hábitos ancestrales, apenas hay apiñamiento dental ni otras enfermedades bucales. ¿La razón? Nuevamente, la lengua.

Una lengua colocada correctamente en el paladar actúa como si fuera un freno natural, y permite que el paladar sea ancho en lugar de estrecho. De este modo, los dientes tienen espacio y pueden nacer alineados en lugar de apiñados. Si durante toda la vida mantienes la lengua caída y la boca abierta, es probable que además de respirar por la boca, tengas alguna malformación dental. Que es precisamente lo que me ocurrió a mí. Después de toda la infancia respirando por la boca, mis dientes se apiñaron. Y aunque de adulta me pusieron aparato dental para corregir el problema, ¡nadie me habló de cuál es la posición correcta de la lengua!

Quizá por todo lo expuesto anteriormente, los indígenas americanos y de muchas otras culturas sabían por qué es tan importante respirar por la nariz. Y hay que decir que en el refranero español también dimos en el clavo: «En boca cerrada no entran moscas». Sea como fuere, cierra la boca y respira por la nariz.

¿Y la famosa respiración diafragmática?

Ahora que sabemos que la respiración comienza en nuestra nariz, la siguiente pregunta es: ¿y dónde debemos llevar el aire? Esta es una cuestión muy frecuente, dado que existen numerosos mitos sobre hacia dónde deberíamos dirigir la respiración:

¿hacia el pecho?, ¿hacia el abdomen? Y surgen las confusas catalogaciones de «respiración diafragmática», «respiración abdominal»... Para responder a estas preguntas, continuemos nuestro viaje por la respiración que comenzó en la nariz.

Al inhalar, introducimos en el cuerpo un conjunto de gases —el predominante de los cuales es el oxígeno— a través de las vías aéreas. Estos gases llegan a los pulmones, donde se produce un intercambio celular, y el oxígeno pasa a la sangre y viaja a través de ella con el objetivo de nutrir todos nuestros tejidos hasta llegar de nuevo a los pulmones. Allí se da de nuevo el intercambio de gases y se expulsa el dióxido de carbono al exhalar. Conociendo el viaje de la respiración, la pregunta «¿dónde llevo el aire?» tiene una sola respuesta: ¡a los pulmones! Los pulmones son el único órgano que se llena y vacía de aire. Pero, como bien sabemos, el cuerpo no es una suma de órganos independientes, sino que los órganos y la estructura trabajan en equipo. Es aquí donde entran en acción los músculos respiradores, llamados así porque asisten el gesto respiratorio ayudándonos a inhalar y a exhalar.

Siente estos músculos de una forma práctica. Coloca las manos en las costillas bajas —como poniéndote en jarras—, inhala y nota cómo se expanden ligeramente hacia los lados al mismo tiempo que el abdomen se expande de forma sutil hacia delante. Y si observas con más detalle, podrás percibir también que el pecho, las clavículas e incluso los hombros ascienden suavemente. Por otro lado, al exhalar, las costillas y el abdomen vuelven hacia adentro y el tórax desciende. Es el resultado de tus músculos acompañando el gesto respiratorio.

Es hora de conocer al músculo respiratorio por excelencia: el diafragma, un músculo en forma de cúpula que se inserta dentro de las costillas y sus pilares se entrelazan en la columna. ¿Cómo funciona el diafragma? Al inhalar, esta cúpula se tensa desde los lados, haciéndose más ancha y empujando las costillas hacia los lados. Al exhalar, se relaja y vuelve a su posición inicial, con lo que permite que las costillas vuelvan hacia adentro. Así que podemos afirmar que todas, absolutamente todas, las respiraciones son diafragmáticas. Porque no puedes anular su acción, ¡es un reflejo involuntario y el diafragma siempre se moverá acompañando cada inhalación y cada exhalación!

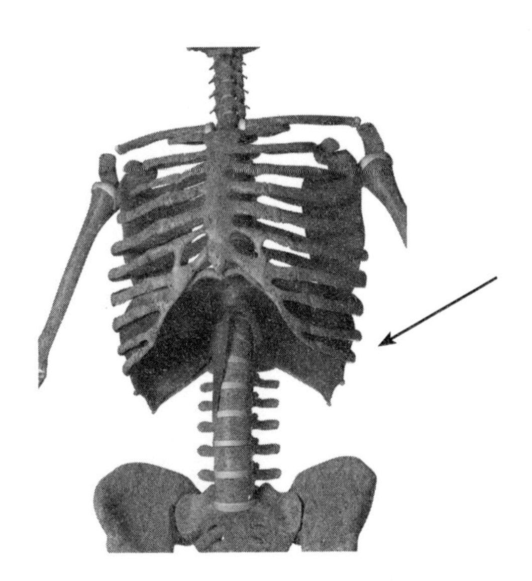

Imagen del diafragma, el principal músculo respiratorio, donde se puede apreciar su forma de doble cúpula y sus pilares, que se insertan en la columna.

Pero el diafragma tampoco trabaja solo, sino en sintonía con otros músculos, y mencionaremos el segundo más relevante: el transverso abdominal, un músculo en forma de faja que se ubica en la capa más profunda del abdomen. Al inhalar, se expande ligeramente y, al exhalar, se contrae hacia adentro, haciendo la función de faja, sosteniendo la columna y los órganos. Si te conviertes por un instante en Jack el Destripador, lo entenderás mejor: comienza quitando los rectos abdominales (esos músculos en forma de tira que se dividen en cuadraditos, la famosa tableta de chocolate) y después retira los oblicuos externos e internos para llegar al transverso. Este músculo está en contacto con el diafragma, y la interacción entre los dos hace que la respiración se perciba diferente.

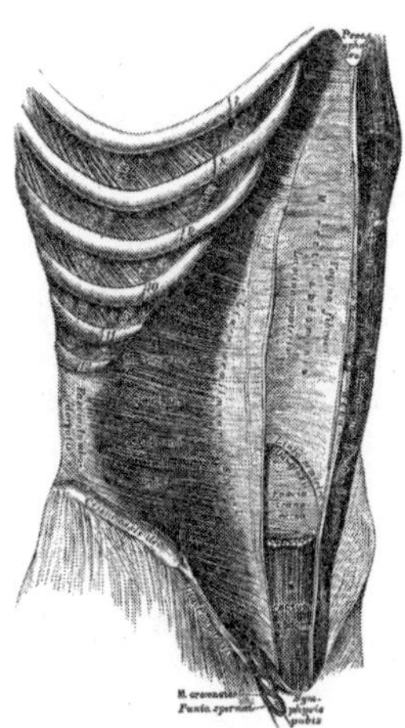

Imagen del músculo transverso, la capa más profunda del abdomen, donde se puede apreciar su forma de faja que rodea todo el tronco.

¿SABÍAS QUE...?

Para entenderlo aún mejor, pruébalo de dos maneras: primero, sentado, con tus manos en las costillas bajas, inhala sintiendo cómo se expanden hacia los lados y, también, la ligera expansión del abdomen hacia delante. Al exhalar, nota cómo todo vuelve hacia adentro. Sin embargo, si haces la misma prueba, pero tumbado de lado (en la cama o el suelo), percibirás una sensación muy diferente: al inhalar ya casi no se expanden las costillas, sino que la expansión abdominal es la que se nota más ¿Cómo puede ser? La respuesta es la gravedad.

La gravedad es la culpable de que los objetos se caigan si no ofrecemos resistencia. Lo mismo sucede con el cuerpo. Si estás erguido (ya sea de pie, sentado o en cualquier postura donde la columna esté estirada), la musculatura está activa venciendo la gravedad. Por esta razón, al inhalar, cuando el diafragma se tensa y desciende, choca contra un transverso activo que impide que el abdomen se expanda en exceso. Es la forma que tiene el cuerpo de proteger la columna y las vísceras. Pero la historia cambia al estar tumbados, pues la columna está relajada y los músculos también. De esa manera, cuando, al inhalar, el diafragma se tensa y desciende, choca contra un transverso relajado que permite que el abdomen se expanda sin peligro. Las dos respiraciones son diafragmáticas, pero se ven y se sienten diferentes en función de nuestra posición en el espacio: erguidos, se verá una expansión más lateral y, tumbados, se producirá una expansión más frontal.

Durante años se han confundido los términos «respiración abdominal» y «respiración diafragmática». **Todavía persiste la idea de que la respiración «saludable» debe expandir el abdomen a propósito, lo cual no es cierto. Además, en determinadas posturas es poco aconsejable para nuestra columna lumbar, puesto que podemos comprimir las vértebras.** Pero ¿de dónde viene esta confusión? De una regla de tres equivocada. Durante siglos se asumió que, si el estado de mayor relajación es el que tenemos al dormir, deberíamos replicar su respiración cuando estamos despiertos. Lo cual —salvo que seas el conde Drácula y duermas de pie en un ataúd— no tiene sentido. Dormimos en posturas donde la columna y la musculatura están relajadas, por lo que, al respirar, el abdomen se expande totalmente. Sin embargo, durante el día la respiración sucede en posiciones diferentes: de pie, caminando, sentados, ejercitándonos... En definitiva, en situaciones donde la columna y la musculatura están activas, por lo que el abdomen no se expande tanto, pero sí lo hacen más las costillas.

DESMONTANDO MITOS

Ahora quizá comprendas por qué te cuesta tanto relajarte siguiendo esos consejos de «respirar inflando el abdomen como un globo»... Respirar inflando el abdomen a propósito, estando sentados, es un mito muy extendido que se aplica en ejercicios de meditación e, incluso, para buscar la relajación en alguna consulta psicológica. Pero alterar la biomecánica del cuerpo, es decir, la manera natural de funcionar de nuestros tejidos, es un error. Pretender relajarte inflando el abdomen es tan antinatural como pretender dormirte moviendo el pie sin parar... ¡Imposible! Si das información contradictoria al cerebro, tomará decisiones contradictorias. Si quieres relajarte, debes darle información coherente y permitir que el cuerpo funcione de forma fisiológica y natural.

Entender la mecánica de los músculos es fundamental para no dejarse llevar por mitos o simples modas, sobre todo en esta época de los consejos rápidos y la sobreinformación de las redes sociales. Continuemos aprendiendo el olvidado arte de la respiración.

Oxígeno y dióxido, el bueno y el malo de la película

Si pensamos en respirar, rápidamente viene una palabra a la cabeza: «oxígeno». Y efectivamente es una parte importante, pero... ¿y el dióxido de carbono? Rara vez nos acordamos de él. ¿Es importante el dióxido de carbono? ¿Es igual o más importante que el oxígeno?

El doctor Buteyko se hizo esta pregunta y llegó a una curiosa conclusión. Konstantin Buteyko fue un médico nacido en la actual Ucrania durante la época de la Unión Soviética que dedicó toda su vida a la investigación clínica de patologías respiratorias como el asma, las alergias, la rinitis o la enfermedad pulmonar obstructiva crónica (EPOC). Incluso aplicó los resultados de sus estudios a pacientes con cáncer y otras enfermedades degenerativas. Este médico, de quien apenas sabemos nada en Occidente, algo que no hubiera sido así de haber nacido en Estados Unidos, fue absolutamente revolucionario en el campo de la medicina y la rehabilitación de pacientes en la Unión Soviética, donde investigó y trabajó mejorando la calidad de vida de cientos de personas a través de la respiración. Mucha gente acude a sus investigaciones y enseñanzas para mejorar su calidad de vida y, en caso de patologías, revertir muchos síntomas.

Buteyko encontró un denominador común en todas las personas con baja calidad respiratoria: inhalaban una cantidad de aire excesiva. Esta idea choca frontalmente con la creencia que tenemos de una buena respiración, donde rápidamente te imaginas a una persona tomando grandes bocanadas de aire para «oxigenarse» mejor. Curiosamente, la historia es al revés. **Buteyko comprobó que la mayoría de las personas inhala una cantidad excesiva de aire en cada inspiración, lo cual oxida mucho antes los tejidos y envejece de forma prematura las conexiones celulares.**

El oxígeno se ha llevado el papel del bueno en la película, mientras que al dióxido de carbono le hemos otorgado el papel del malo. Pero ¿por qué? Culturalmente, vinculamos el oxígeno con algo bueno, positivo y necesario, mientras que relacionamos el dióxido de carbono con algo negativo, sin importancia, un mero desecho que expulsamos… Sin embargo, el dióxido de carbono es exactamente igual de importante —o incluso más— que el oxígeno. Veamos por qué.

Imagínate un ataque de pánico o de ansiedad. Si lo has vivido, sabes de qué hablo, y si no lo has hecho, seguro que has visto en el cine una escena de pánico o ansiedad donde la persona comienza a respirar por la boca mucha cantidad de aire y a un ritmo frenético... ¿Qué se hace en esta situación? Se ofrece una bolsa para que la persona respire dentro de ella. Pero ¿por qué respirar dentro de una bolsa?

Como vimos anteriormente, al inhalar, el oxígeno llega a los pulmones y de ahí pasa a la sangre y los tejidos. En su viaje de vuelta se «convierte» en el dióxido de carbono que finalmente expulsamos. Lo más curioso es que el dióxido de carbono funciona como un detonador para el cerebro. Cuando este deja de percibir dióxido de carbono en la sangre, entiende que ha terminado de exhalar y envía la señal de inhalar de nuevo para recibir oxígeno. Cuanta más cantidad de oxígeno introducimos, más cantidad de dióxido expulsamos de golpe y antes el cerebro percibe la inexistencia de dióxido de carbono. Así, la señal de inspirar se envía cada vez antes, y esto lleva a la hiperventilación. ¡Es un círculo vicioso! Por ello, para frenar un ataque de pánico, respiramos dentro de una bolsa: para inhalar parte del dióxido de carbono que estamos expulsando, y permitir que el cerebro perciba este gas en la sangre, ralentice la señal de volver a inspirar y frene la hiperventilación.

Afortunadamente, no vivimos episodios tan extremos a diario. Pero, entonces, ¿por qué respiramos en exceso de forma habitual y sin darnos cuenta? Una vez más, debemos buscar la respuesta en nuestros hábitos modernos. Vivimos en muchos casos sobrepasados por las obligaciones y las preocupaciones del trabajo, la familia, las relaciones sociales..., y esto no gusta nada a nuestro homínido interior. Si nos remontamos milenios atrás, nuestros ancestros se enfrentaban a situaciones de vida o muerte con regularidad: ya fuera defenderse de un depredador, huir de un clima extremo, buscar alimento... En la actualidad, al menos si habitamos en países con relativa estabilidad, desde luego no tememos por nuestra supervivencia a diario, pero sí vivimos expuestos a situaciones de microestrés de forma permanente. Y esto es un problema.

Estrés y tolerancia al CO_2

La palabra «estrés» tiene una connotación negativa en la actualidad, pero en realidad es un mecanismo necesario para el cuerpo. El estrés es una reacción natural del cerebro que, ante determinadas situaciones, eleva ciertas hormonas como el cortisol para avisarnos de que estamos en peligro. **El estrés, en sí mismo, no es malo; lo absolutamente antinatural es el microestrés al que estamos expuestos de forma continua en la vida contemporánea.**

Cuando se vive una situación de estrés extrema (por ejemplo, un asalto en la calle), la respiración cambia de forma radical. El cerebro percibe el peligro y la respiración se acopla al estado cerebral: se comienza a respirar por la boca una cantidad excesiva de aire de forma rápida. Este patrón respiratorio es necesario en este tipo de situaciones para activar la vía simpática, pero completamente innecesario y perjudicial en la vida diaria. Así, el microestrés altera el patrón respiratorio de forma silenciosa y sin que nos demos cuenta, ya que no lo hace abruptamente, sino manteniendo esa alteración de manera constante en el tiempo. Por esta razón, muchas personas respiran una excesiva cantidad de aire, lo que estresa su sistema nervioso de forma continua y oxida sus células prematuramente. Esto genera un desequilibrio bioquímico que cada vez hace que sean más intolerantes a su propio dióxido de carbono.

Para recuperar la salud respiratoria, y por extensión nerviosa y mental, es fundamental aumentar la tolerancia al dióxido de carbono. Es necesario que el cerebro vuelva a sentir el dióxido de carbono en la sangre y no lo expulse lo más rápido posible; de esta forma también se mejora la oxigenación. Porque cuanto más rápido expulsamos el dióxido de carbono, menos tiempo tiene el oxígeno de llegar a los tejidos, mientras que cuanto más tiempo permanece el dióxido de carbono en la sangre, más tiempo tiene el oxígeno para nutrir las células. ¿Quién nos iba a decir que el malo sería también el bueno de la película? Ahora entenderás por qué no suelen funcionar esas técnicas supuestamente relajantes que te piden tomar grandes bocanadas de aire y expulsarlo con sonoras exhalaciones... No solo no te relajas, ¡sino que acabas más estresado! Menos es más. Y en la respiración, también.

Todo tiene ritmo

Venimos al mundo con una inspiración y nos vamos con una espiración. La respiración es el inicio y el final de nuestro paso por la vida y, entre medias, muchas respiraciones más. Pero ¿somos conscientes del ritmo de nuestra respiración? Somos la única especie estresada de la naturaleza y, por tanto, la única que altera su respiración fisiológica y natural. En el mundo animal, la respiración continúa prácticamente intacta desde los orígenes; solo se perciben alteraciones respiratorias en animales domésticos, como perros, gatos u otros que, de una manera u otra, se han alejado de su condición natural para encajar en nuestra vida «civilizada».

¿SABÍAS QUE...?

Es curiosa la relación entre los animales más longevos del mundo y su respiración. Por ejemplo, las tortugas centenarias de Galápagos tienen una frecuencia de tres o cuatro respiraciones por minuto. Los animales más longevos tienen un número bajo de respiraciones por minuto y también un ritmo cardiaco lento. Por el contrario, los animales con menor esperanza de vida tienen la frecuencia respiratoria y cardiaca aceleradas. Un humano adulto efectúa de promedio 12-20 respiraciones por minuto y 60-100 pulsaciones por minuto. Es cierto que la frecuencia respiratoria y la cardiaca dependen del tamaño. Por ejemplo, el ritmo respiratorio y la frecuencia cardiaca de los animales pequeños y los bebés humanos son más acelerados, mientras que los de los animales grandes y los humanos adultos son más lentos.

Sin embargo, una aceleración antinatural de la respiración no es beneficiosa en ningún caso: lo saludable es tratar de reducirla de forma natural. **A más respiraciones por minuto, mayor ritmo cardiaco y mayor aceleración sistémica, lo cual envejece prematuramente nuestras células y también nos expone a más patologías. Por el contrario, a menos respiraciones por minuto, menor ritmo cardiaco y menor envejecimiento sistémico.**

En Occidente, la respiración lleva investigándose desde hace relativamente poco tiempo, mientras que en muchas culturas orientales eran conscientes de su importancia de forma intuitiva. Oriente nos lleva ventaja desde hace siglos, pues el estudio de la respiración ha tenido un papel muy importante en sus filosofías. Disciplinas como el taichí, el yoga o la meditación, aun con sus diferencias, coinciden en que la respiración debe ser mínima y rítmica. Es decir, todo lo contrario a nuestra respiración actual, pues basta con estar en una habitación llena de gente para poder oír —e incluso «ver»— la respiración excesiva y caótica de las personas.

El poder de respirar rítmicamente es algo que, consciente o inconscientemente, muchas religiones han sabido utilizar en su provecho. Un estudio realizado en Italia encontró que rezos orientales como el mantra *Om mani padme hum* y rezos cristianos como el rosario mantienen un ritmo de seis respiraciones por minuto. No olvidemos que el objetivo de todo rezo, ya sea a Dios, a Alá, a Brahma o a cualquier figura religiosa, es estar plenamente consciente en el momento presente. Muchas culturas y religiones llegaron a la conclusión de que ralentizar la respiración calma, algo que en la actualidad se ha comprobado científicamente.

Este estudio ha corroborado muchos beneficios más, no solo en la respiración, sino también en el aparato cardiovascular. La reducción de respiraciones por minuto se vincula con una mejor salud del corazón y, por supuesto, mental. Esto, que es útil para mejorar la respiración, también lo es en términos de la moda *antiaging*. Aunque este libro no pretende frenar y evitar los signos de la edad, sino vivir mejor con la edad que tengamos, podemos concluir que la respiración también es una maravillosa herramienta de juventud corporal y mental.

Ahora vas a percibir tu ritmo respiratorio. Respira por la nariz con normalidad y fíjate: ¿Hay alguna pausa entre la inhalación y la exhalación? ¿Hay alguna pausa entre la exhalación y la siguiente inhalación? ¿La inhalación es rápida o larga? ¿Y la exhalación?, ¿es más breve o larga que la inhalación? Tómate unos instantes para percibir los matices del ritmo de tu respiración.

Una vez notado tu ritmo sin alterar nada en él, veamos cuál es un ritmo de respiración natural en circunstancias normales.

La inhalación está vinculada con la fase más energizante, puesto que cargamos de oxígeno el cuerpo y, con ello, activamos la vía simpática del cerebro. Seguida de la inhalación debe haber una pequeña pausa, mínima, a modo de transición entre esta y la exhalación posterior. La exhalación está vinculada con la fase más relajante, puesto que nos exponemos al dióxido de carbono y activamos la vía parasimpática. Seguida de la exhalación, debe haber una pausa un poco más larga que la anterior para permitir que el cerebro perciba el dióxido de carbono en la sangre y envíe la señal de inspirar de nuevo con calma y no rápidamente.

De este modo, el ritmo de una respiración funcional puede ser: inhalar durante 3-4 segundos, exhalar durante 4-5 y pausar 1-2 segundos antes de volver a inhalar.

AQUÍ VA UN CONSEJO

Ahora ya conoces las características de una **respiración disfuncional**:

- Respirar por la boca.
- Con la parte alta del pecho.
- Tomar mucha cantidad de aire.
- Respirar de forma rápida y caótica.

Pero también conoces cómo debe ser una **respiración funcional**:

- Respirar por la nariz.
- Movilizar el diafragma.
- Inspirar menor cantidad de aire.
- Respirar de forma lenta y rítmica.

Siempre asociamos respirar lento con la meditación, pero una y otra no siempre van de la mano. Meditar está bien para conectar con la parte espiritual, pero no modifica el patrón respiratorio a largo plazo. Es más, si nuestra respiración tiene alguna característica disfuncional, probablemente, meditar solo nos estresará más. Estaremos de acuerdo en que prestar atención a la respiración si esta es bucal, hiperventilante o caótica ¡es de todo menos relajante! Meditar es optativo; reaprender a respirar de forma funcional, no.

Para ello, propongo unos sencillos hábitos y ejercicios, con el objetivo de que, a largo plazo, se automaticen como patrón respiratorio. Porque lo fácil es respirar bien mientras estás atento... Lo difícil es hacerlo bien cuando dejas de prestarle atención.

¿Qué puedo hacer para respirar de forma correcta?

Seguro que a estas alturas has observado tu respiración en busca de algún patrón disfuncional... Pero ¿qué puedes hacer para recuperar una respiración más saludable? Empecemos por comprobar tu capacidad respiratoria.

1. Calcula tu capacidad respiratoria. Test de Bolt

El test de Bolt indica cuál es la tolerancia que tenemos al dióxido de carbono y, de forma indirecta, nuestra capacidad respiratoria.

El test es muy sencillo: inhala por la nariz, exhala por la nariz de forma normal y, al terminar de exhalar, presiona las narinas con los dedos (como si fueras a sumergirte en el agua). Con la nariz tapada, cuenta los segundos que puedes mantener esta pausa con comodidad. A la primera necesidad que tengas de inspirar, destapa la nariz y vuelve a inspirar bajo control.

Esto es muy importante: no vale de nada salir de la pausa inspirando como si estuvieras a punto de ahogarte, eso quiere decir que has llevado el test demasiado lejos. Debes salir de la pausa bajo control, inspirando con naturalidad. (Puedes contar los segundos o poner un cronómetro, para ser más fiel al tiempo real).

Una vez que has acabado de hacer el test, ¿cuántos segundos has aguantado?

- Menos de 10 segundos: es un Bolt bastante bajo, tienes poca tolerancia al dióxido de carbono, seguramente algunos patrones disfuncionales y hay mucho por mejorar.
- Entre 10 y 15 segundos: es un Bolt bajo, probablemente tienes algunos patrones disfuncionales y hay rango de mejora.
- Entre 15 y 30 segundos: es un Bolt bueno, y mejorar tu respiración aumentará tu salud.
- Entre 30 segundos y 1 minuto sin forzar: ¡excelente! Tu Bolt es alto y, aunque parezca imposible, ¡puede aumentar más!

Anota tu puntuación, verás cómo practicando los hábitos y ejercicios aumentará ¡segundo a segundo!

Pero hay algo más importante que hacer ejercicios, y es prestar atención a los hábitos diarios que empeoran tu respiración, ¡para mejorarlos!

2. Lengua en el paladar

Si notas que tu lengua cae hacia la garganta, colócala en contacto con el paladar superior: sitúa la punta en contacto con los dientes, pero sin apretar.

Al principio, quizá tengas que estar pendiente, pero, poco a poco, la lengua ganará fuerza para sostenerse en su posición natural y no caerse hacia la garganta.

3. Cierra la boca

Si durante el día abres la boca, ciérrala y asegúrate de respirar por la nariz. Sin embargo, es posible que por la noche abras la boca y no seas consciente de ello. Signos claros de que has respirado por la boca al dormir son: te levantas con la garganta seca e irritada, te levantas cansado, roncas o tienes apnea del sueño. Los ronquidos y apneas del sueño son una obstrucción de la vía área: se abre la boca, se cae la lengua hacia la garganta y eso nos obliga a respirar por la boca.

Una solución simple es taparnos la boca al dormir: corta una pequeña tira de esparadrapo y colócatela en los labios previamente hidratados para no lastimar la piel. De este modo te aseguras una noche de respiración nasal y descanso y, además, te levantarás con más energía y sin molestias en la garganta.

¿Por qué es tan importante respirar por la nariz al dormir?

Como ya sabemos, al respirar por la nariz activamos la vía parasimpática, mientras que cuando lo hacemos por la boca activamos la vía simpática, ¡lo cual no es deseable! Al dormir, lo que conviene es respirar por la nariz para permitir la regeneración de los tejidos y del cerebro, lo cual hará que nos levantemos llenos de vitalidad.

Poco a poco, el cerebro se acostumbrará a dormir respirando por la nariz y podrás prescindir del esparadrapo. Pero si tus hábitos son de largo recorrido, quizá debas tenerlo siempre a mano para asegurarte de respirar bien mientras duermes.

4. Relaja el diafragma

Puedes hacer estos masajes que te describo a continuación antes de los ejercicios respiratorios para relajar el tono del diafragma o puedes hacerlos siempre que sientas tensión o estrés en esa zona. Si los haces con un poco de crema o aceite, podrás manipular mejor sin irritar la piel y disfrutar más de los movimientos. Mientras llevas a cabo los masajes, respira por la nariz suavemente.

1. Masaje con los dedos debajo de las costillas. Túmbate boca arriba, con las rodillas flexionadas y descúbrete el torso. Introduce los dedos de tus manos al final del esternón y, a continuación, dirígelos hacia la derecha, pasando por debajo de tus costillas, hasta llegar a las costillas flotantes, las más laterales. Trata de meter suavemente los dedos por debajo de las costillas, como si quisieras introducir la piel por debajo de ellas. Hazlo unas 10 veces hacia cada lado.
2. Masaje con el borde de las manos. Pon una mano encima de la otra, como si acunases un bebé; colócalas al final del esternón y muévelas hacia la derecha, hacia las costillas laterales. Trata de introducir suavemente el canto de las manos por debajo de las costillas. Hazlo unas 10 veces hacia cada lado.
3. Masaje circular. Coloca los dedos de tus manos en el final del esternón y baja hasta donde termina el hueso y comienza la boca del estómago, el epigastrio. Este es el centro del diafragma y acumula mucha tensión. Haz círculos con los dedos, apretando suavemente hacia adentro en cada dirección. Hazlo unas 10 veces a cada lado.

Como vimos anteriormente, los órganos de todo el cuerpo están recubiertos por tejido miofascial, que se tensa y conviene relajarlo. El diafragma se tensa con mucha facilidad, ya que en la vida diaria nuestra respiración se altera por el estrés, el cansancio, las preocupaciones y las prisas. Si los masajes te resultan dolorosos, es que hay bastante tensión. Hazlos con suavidad hasta que tu diafragma relaje su tono. Es importante que el diafragma esté relajado, pero también es imprescindible que esté fuerte. Así que… ¡vamos a hacerlo trabajar!

Ejercicios para respirar mejor

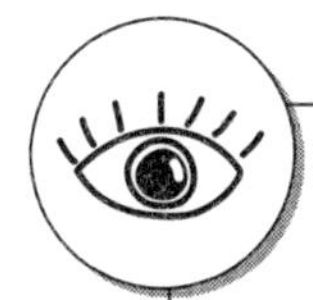

Antes de hacer los ejercicios…

- Estos ejercicios son aptos para todas las personas, pero si padeces ataques de pánico o ansiedad, hazlos sin llegar a sentir estrés.
- Si los ejercicios te resultan cómodos y relajantes, puedes hacerlos en cualquier momento del día e incluso antes de dormir para favorecer el descanso. Si te resultan difíciles o inquietantes, es porque tienes muy baja tolerancia al dióxido de carbono y debes hacerlos para exponerte a este gas gradualmente. En este caso, llévalos a cabo de día y no antes de dormir, para no dificultar el sueño.
- Estos ejercicios aumentan a largo plazo la tolerancia al dióxido de carbono, lo cual es fundamental para rendir mejor en el entrenamiento. Sin embargo, es preferible hacerlos antes de entrenar, pues después del entrenamiento el sistema respiratorio se encuentra fatigado y no podrás aprovechar los beneficios de la práctica.
- Las prácticas recomendadas están indicadas para reeducar la respiración funcional y no para el rendimiento en áreas concretas. Por ejemplo, la respiración es clave

en el canto, pero el objetivo no es adquirir una respiración funcional, sino el rendimiento en la voz. Lo mismo ocurre en actividades deportivas, como el *powerlifting*, donde el objetivo no es mejorar la respiración funcional, sino el rendimiento físico, por lo que probablemente debas practicar técnicas respiratorias específicas. Ejercítate en las técnicas necesarias para el rendimiento de cada disciplina, teniendo en cuenta que estos ejercicios son para la recuperación de una respiración funcional.

1. Preparación con pausas

Sentado con la espalda erguida, inhala y exhala en dos ciclos (un ciclo es una respiración completa de inhalación y exhalación). Por lo tanto, como son dos ciclos, inhala y exhala y, de nuevo, inhala y exhala. Al terminar de exhalar por segunda vez, tápate la nariz con los dedos y haz una pausa de 5 segundos. Después destápate la nariz, inhala y exhala otros dos ciclos y vuelve a hacer una pausa de 5 segundos. Repite este patrón durante 3 minutos. (Puedes poner un cronómetro).

Al terminar el ejercicio, respira con naturalidad y evita inspirar demasiado aire o bostezar: estas son formas que tiene el cerebro de engañarnos y volver a hiperventilarnos rápidamente, y echaría a perder el trabajo de acumulación de dióxido de carbono que acabamos de hacer.

Hacer pausas exhalatorias (es decir, después de la exhalación) tiene un efecto muy interesante: acumular dióxido de carbono en la sangre, porque al terminar de exhalar aún queda un poco de ese gas en la sangre, y si en ese momento lo retenemos dentro, el cerebro se expone a él y la tolerancia al dióxido de carbono aumenta.

Algunos síntomas de que se está acumulando dióxido de carbono son: más sudoración, más calor o más saliva, ya que este gas tiene un efecto vasodilatador, por lo que si notas alguno de estos síntomas estarás haciendo correctamente los ejercicios. El dióxido de carbono en la sangre también tiene un efecto relajante, pero si, por el contrario, notas que te inquietas o estresas haciendo estos ejercicios, es porque tienes muy baja tolerancia al dióxido de carbono y debes exponerte más lentamente. En este caso, haz esta adaptación: inhala y exhala en dos ciclos, pero mantén solo 3 segundos de pausa. De esta forma te resultará más fácil, y poco a poco podrás hacer 5 segundos de pausa con comodidad.

2. Respiración diafragmática

Tras hacer el ejercicio anterior, lleva a cabo este.

Sentado con la espalda erguida, coloca las manos en las costillas bajas (como poniéndote en jarras) y siente el movimiento del diafragma. Nota cómo al inhalar las costillas se expanden sutilmente hacia los lados y el abdomen hacia delante de forma ligera, y cómo al exhalar todo vuelve hacia dentro sin esfuerzo. No fuerces ni exageres este movimiento, simplemente nótalo.

Mantén esta respiración mientras el diafragma se moviliza durante 1-3 minutos.

3. Respiración suave

Coloca el dedo índice debajo de la nariz como si fuera un bigote. Siente cómo, al exhalar, el aire que expulsas a través de tus fosas nasales golpea el dedo. Poco a poco, trata de hacer que la exhalación sea cada vez más suave, que la percepción del aire contra tu dedo sea más sutil. Para lograrlo, reducirás la cantidad de aire que tomabas en un principio.

A fin de ayudarte a conseguirlo, imagina que una mariposa se ha posado en tus labios y no quieres ahuyentarla con la exhalación. También puedes tratar de hacer que la respiración sea cada vez más silenciosa. Para ello, piensa que hay alguien en la misma habitación contigo que no debe escuchar tu respiración. Reduce la cantidad de aire siempre que no te inquiete o estrese; si esto ocurre, toma un poco más de cantidad.

Mantén esta respiración reduciendo la cantidad de aire durante 1-3 minutos.

4. Respiración lenta

En los anteriores ejercicios estabas respirando a un ritmo natural para ti. Ahora agrega el siguiente ritmo: inhala en 1, 2, 3 y 4 segundos, exhala en 5, 4, 3, 2 y 1 segundos. Haz una pausa de 1 segundo al terminar de exhalar. Después, comienza de nuevo: inhala en 4 segundos, exhala en 5 y retén el aire durante 1 segundo. De esta manera, harás tu respiración más rítmica y lenta.

Si te resulta difícil mantener este ritmo y te sientes incómodo, puedes hacer esta adaptación: inhala en 3 segundos, exhala en 4 y haz una pausa de 1 segundo. Poco a poco, aumentarás tu tolerancia al dióxido de carbono y podrás hacer el ejercicio en el ritmo original con comodidad. Lleva a cabo esta actividad durante 1-3 minutos.

5. Respiración LSD

El curioso nombre se debe a que la sensación que notarás es la de una relajación profunda. Sin embargo, LSD es también una sigla: L (lenta), S (suave) y D (diafragmática). ¡Vamos a practicar a la vez los tres tipos de respiración que hemos visto en los ejercicios anteriores!

Para hacer este ejercicio, deberás sumar los tres anteriores, en el orden que los practicamos: comienza con la respiración diafragmática, después agrega la suave y, por último, introduce el ritmo de la lenta.

Sostén los detalles de cada ejercicio: el movimiento del diafragma, la exhalación suave y el ritmo durante 5-10 minutos. Termina la práctica respirando con naturalidad y evita grandes inspiraciones o bostezos, igual que en los anteriores.

Ralentizar la respiración y tomar menos cantidad de aire permite que el dióxido de carbono se acumule en la sangre. Poco a poco, irás incrementando tu tolerancia al dióxido de carbono.

Durante esos ejercicios debes sentir una ligera falta de aire. Es precisamente esta ligera privación de oxígeno la que va a permitir que se acumule el dióxido de carbono en la sangre, lo que dará más tiempo al oxígeno para nutrir los tejidos.

¡¿Quién hubiera dicho que retener el dióxido de carbono nos permitiría oxigenarnos mejor?!

5

¡CORAZÓN CONTENTO!

> Él mueve moviéndose, tiene un dentro, una modesta casa, a cuya imagen y semejanza, se nos ocurre, han surgido las casas que el hombre ha ido a habitar dichosamente.
>
> MARÍA ZAMBRANO, *La metáfora del corazón* (1977)

Estés donde estés leyendo este libro, párate a sentir un momento tu corazón. ¿Sientes sus latidos? ¿Podrías contarlos? Con el ajetreo de la vida rara vez notamos su presencia, pero detente a sentirlo un instante.

Quizá sea por su eterno movimiento, por lo que todas las culturas del mundo coinciden en que el corazón es el centro del ser. Desde el comienzo hasta el final de nuestra vida, este órgano nunca deja de moverse.

Como dijo María Zambrano, el corazón «mueve moviéndose», qué buena metáfora de la vida: moviéndote avanzas, sea cual sea la dirección. La única manera de no avanzar es quedarte inmóvil. El corazón es la pieza central del puzle de la circulación. Para tener un cuerpo saludable, ¡es vital tener un corazón contento!

¿Cómo funciona el sistema cardiovascular?

Las células del cuerpo, desde las del cerebro hasta las de los músculos, necesitan oxígeno y otros nutrientes para funcionar correctamente. El sistema cardiovascular es la red que permite que los nutrientes lleguen a las células y, también, la que se encarga de expulsar los desechos que producen. Esta red está compuesta por el corazón, los vasos sanguíneos (arterias y capilares, venas y vénulas) y la sangre que circula por ellos.

El corazón es el músculo central de esta red y su función es bombear la sangre para que circule durante toda la vida. Está formado por dos aurículas y dos ventrículos, a derecha e izquierda. Ambas partes funcionan como circuitos separados: la derecha recibe la sangre pobre en oxígeno y la envía a los pulmones para que el dióxido de carbono se expulse. Una vez limpia y oxigenada, la sangre regresa a la parte izquierda del corazón y llega a la arteria aorta, desde donde se envía a cada célula del cuerpo. ¡El corazón es la bomba que nos mantiene vivos!

Las arterias principales se ramifican en una red extensa de venas muy finas, llamadas capilares, que llegan a todas las células para nutrir el organismo. Por otro lado, las venas se ramifican en vénulas, que son las encargadas de transportar los desechos a las venas principales. La aorta es la arteria principal que sale del corazón y transporta el oxígeno adquirido en la inspiración, mientras que las venas devuelven al corazón la sangre pobre de oxígeno, que se envía a los pulmones para eliminar el dióxido de carbono por medio de la espiración. **¡Respiración y circulación están conectadas!**

El dilema de Galeno

¿Qué relación hay entre el aire que respiramos y la sangre que circula por el cuerpo? Responder esta pregunta ahora es relativamente fácil, pero hasta el siglo XVI fue un misterio.

Para entenderlo debemos remontarnos al Imperio romano, cuando el célebre médico Galeno sentó las bases de la medicina occidental. La investigación de Galeno fue muy valiosa en su tiempo, pero, como todo humano, cometió algunos errores en sus tesis. Uno de ellos fue sobre la circulación de la sangre: Galeno creía que la sangre se originaba en el hígado a partir de la digestión de los alimentos y que, desde allí, llegaba al ventrículo derecho del corazón, pasaba al ventrículo izquierdo a través de una serie de poros en el tabique que separa los dos ventrículos y se transportaba hasta la periferia del cuerpo.

Esta teoría se mantuvo durante siglos y fue sostenida por eruditos posteriores, como Leonardo da Vinci, que se interesó por la anatomía humana, y como en sus investigaciones no logró ver esos poros de los que hablaba Galeno..., creyó que podían ser invisibles.

Da Vinci no fue el único en no atreverse a contradecir a Galeno. Cien años después, Andrea Vesalio, uno de los médicos más reconocidos de la Edad Moderna, tampoco supo resolver el dilema. Vesalio publicó uno de los libros más influyentes para la historia de la medicina en Occidente, donde mostraba en detalle el funcionamiento del cuerpo humano. Fue uno de los primeros en rechazar la autoridad de Galeno en muchos conceptos, pero, sobre los poros, nunca llegó a negar su existencia, a pesar de no haberlos visto.

Fue el científico y teólogo Miguel Servet quien logró difundir una explicación más acertada sobre el dilema del circuito de la sangre. En sus tratados, describió que la sangre no pasa a través del tabique que separa el corazón en dos, ya que este está completamente cerrado. En su lugar, defendió que la sangre era impulsada desde el ventrículo derecho hacia los pulmones, donde se oxigenaba. También se reveló contra la autoridad de Galeno en relación con algunos preceptos teológicos, lo cual lo llevó, a él y a muchos de sus libros, a la hoguera. Afortunadamente, quedaron tres ejemplares que permitieron que este descubrimiento no cayera en el olvido.

Sin embargo, esto que fue un enigma durante siglos en Occidente..., ¡en Oriente ya se sabía trescientos años antes! Cuando aún no se había inventado la imprenta, el erudito árabe del siglo XIII Ibn Nafis dejó escrito que la sangre no pasaba de un ventrículo a otro a través del tabique, sino que eran circuitos separados. Esto nos hace preguntarnos: ¿pudo acceder Servet de algún modo a los conocimientos de Nafis? Los historiadores creen que no, pero, como vemos, el conocimiento es caprichoso.

No fue hasta el siglo XVII cuando el científico William Harvey logró cerrar el circuito... ¡Nunca mejor dicho! Harvey descubrió que la sangre sale del corazón por la arteria aorta y vuelve al corazón por la vena cava, y que ambos circuitos son independientes. Tuvieron que pasar quince siglos para poder entender el circuito de la sangre, ya que fueron pocos los que se preguntaron si Galeno podría estar equivocado. Esto nos enseña que, como dijo Newton: «Si he logrado ver más lejos, ha sido porque he subido a hombros de gigantes». Moraleja: cuestionemos lo aprendido para poder ver más lejos.

El tabaco: de curar el asma a causar cáncer

Los cigarrillos contienen más de cuatro mil sustancias tóxicas, como monóxido de carbono, acetona, naftalina, alquitrán, disolventes o cianuro; incluso hay elementos radiactivos como el polonio-210 en su composición. Además, incluye sustancias como la nicotina, que es bien sabido que genera fuerte adicción y, con ella, trastornos mentales y del sistema nervioso. Después de leer el capítulo sobre la respiración, comprenderás aún más la gravedad del asunto. Al respirar, introducimos diferentes gases en el cuerpo, entre ellos el oxígeno, y por medio del intercambio celular que se da en los pulmones, estos gases llegan a las células a través de la sangre. **Por lo que, al fumar, además de oxígeno y otros gases necesarios, se envían miles de sustancias tóxicas a las células por medio de la circulación sanguínea.** Así pues, fumar aumenta exponencialmente el riesgo de enfermedades arteriales, ya que se acumula placa, formada por dichas sustancias, en las arterias que llevan la sangre a la cabeza, a los órganos y a las extremidades. Por ello, el tabaco está directamente relacionado con enfermedades de corazón, ataques cardiacos, accidentes cerebrovasculares y decenas de tipos de cáncer.

¿SABÍAS QUE...?

Es irónico que hace tan solo cien años el tabaco se recetara como medicina para curar enfermedades pulmonares. Esto que ahora parece un despropósito hace un siglo era habitual. La imagen social del tabaco ha variado mucho a lo largo del tiempo: de ser considerado medicinal pasó a convertirse en un símbolo de estatus y sensualidad. En Occidente, el tabaco fue durante mucho tiempo un lujo para adinerados (aristócratas, burgueses, funcionarios o comerciantes). De hecho, ¡estaba bien visto que el médico te atendiera fumando! Pronto, la industria tabacalera vio el filón y buscó extender el consumo de tabaco.

A principios del siglo XX se comenzó a vender el tabaco como medicina contra el asma y otras enfermedades respiratorias. Menos mal (véase la ironía) que solo se recomendaba para mayores de... ¡seis años!

Poco a poco, el tabaco se convirtió en el accesorio perfecto que dotaba de estatus a la figura masculina, pero todavía faltaba vendérselo a la otra mitad de la población. En la década de 1940, el tabaco se empezó a comercializar a las mujeres como una excelente forma para adelgazar, e incluso apareció la mujer fumadora en el cine americano y se pudo ver, por ejemplo, a Audrey Hepburn con su icónico portacigarrillos largo.

Sin embargo, por muy *cool* que a algunos les pueda parecer, el tabaco es uno de los mayores riesgos para la salud.

Ahora que en la mayoría de países está prohibido fumar en lugares públicos e interiores y que la relación del tabaco con el cáncer es irrefutable, puede parecer una locura, ¡pero hasta la década de 1980 se fumaba en las universidades y los hospitales! Afortunadamente, la sociedad tiene cada vez más claro que fumar, lejos del romanticismo que nos vendieron con la dichosa publicidad, es totalmente perjudicial, tanto para el corazón como para los pulmones ¡y la salud en general!

El alcohol y el corazón

Desde los simposios griegos a los botellones en los aparcamientos de las discotecas... Las bebidas alcohólicas han estado presentes en todas las culturas. Hasta hace unas décadas, era común que los niños bebieran cerveza, vino o anís mezclado con agua. En la primera década de nuestro siglo se hizo famoso un champán «infantil» que no tenía alcohol y sabía a fresa para celebrar pequecumpleaños, y eso es algo que, aunque parezca inofensivo, resulta peligroso, ya que se estaba animando a los niños a desear hacer lo mismo que los adultos. La sociedad no ve tan perjudicial el alcohol como el tabaco, pues el primero está mucho más intrincado en todas las dinámicas sociales: tomar algo con los amigos, comer con la familia, dar un paseo o celebrar una boda...

Parece que, si brindas sin alcohol, la suerte no es efectiva. De hecho, si brindas con agua u otra bebida no alcohólica, además de no tener suerte, ¡das pena!

Pero el alcohol es uno de los problemas más serios que tenemos como sociedad. Su consumo obliga al páncreas a asimilar sustancias tóxicas que se asocian a fallos renales y enfermedades hepáticas. Además, el alcohol es un depresor del sistema nervioso central, lo cual ralentiza la actividad cerebral y genera graves daños neuronales. No obstante, su consumo es tan aceptado socialmente, que **muchas personas toman alcohol prácticamente a diario, lo cual genera graves problemas metabólicos, pues aun en pequeñas cantidades, el alcohol eleva el índice glucémico, y promueve enfermedades metabólicas como la diabetes o la obesidad**. A esto se le añade su incidencia en numerosas patologías mentales, lo que convierte el alcohol en una de las drogas más silenciosas en la actualidad.

El alcohol produce desde ligeras pérdidas de control (lo que se dice «estar contentillo») hasta la pérdida completa de contacto con la realidad (estar borracho). Desgraciadamente, estas pérdidas de autocontrol son el recurso de muchas personas para sobrellevar el estrés y las preocupaciones. Cada vez más gente consume alcohol de forma rutinaria o impulsiva, y están deseando que llegue el fin de semana para tomar unas copitas de vino. De forma sigilosa, el alcohol se cuela en nuestra vida para controlarnos y desequilibrarnos física y mentalmente, sin darnos cuenta.

Durante años consumí alcohol de forma esporádica en reuniones sociales. Tomar alcohol parece un ritual en el que dejas de ser un niño para pasar a ser un adulto. Pero la realidad es que nunca me gustó el sabor del alcohol, no lo disfruté especialmente ni lo deseaba de manera genuina. Al cumplir los dieciocho años, en lugar de pedir un mosto (una bebida de uvas que me encantaba de niña), empecé a pedir cañas de cerveza de forma autómata, no fueran a pensar que era «una cría». Recuerdo que bebía a sorbitos porque no me gustaba la cerveza. Sin embargo, con los años, acabé acostumbrándome a su sabor y, aunque no me entusiasmaba, tampoco me desagradaba. Confundí el deseo genuino con la costumbre.

Pero, finalmente, un día me pregunté: «¿Quiero seguir consumiendo alcohol, aunque no me guste y con todos los riesgos que tiene asociados, solo por cumplir con las expectativas sociales?». Pregúntate tú también si consumes alcohol por deseo genuino, como forma de evadir el presente o por presión social, y actúa en consecuencia. Decidas lo que decidas, toma alcohol de forma responsable, sin poner en riesgo a otras personas. Y si lo deseas, puedes intentar reducir su consumo o dejar de tomarlo por completo. ¡Te aseguro que, aunque brindes con un zumo, no dejarás de tener suerte!

DESMONTANDO MITOS

Hasta hace poco, todavía era frecuente escuchar eso de que «una copa de vino al día es buena para el corazón». La realidad es que el alcohol, en cualquiera de sus formas, no es ni necesario para el funcionamiento de nuestro organismo, ni mucho menos beneficioso. Los últimos estudios al respecto confirman que el consumo de alcohol daña las células y no aporta ningún beneficio. Pero no es de extrañar que todavía algunas personas piensen que tomar una copa de vino es saludable, puesto que el poder de la publicidad es demasiado fuerte. Afortunadamente, cada vez más personas comprenden que consumir alcohol no es bueno, pero todavía falta mucho para que eso sea lo que piense la mayoría. Lo que está claro es que, cuanto más evitemos el alcohol, mejor será para nuestra salud cardiovascular, ¡y la de todo el cuerpo!

Caminando por la vida

Si quieres cuidar tu salud cardiovascular, probablemente tengas en mente la idea de caminar. ¡Y no es de extrañar! El ser humano es un ser caminante. El origen de nuestra especie comenzó así: dando pasos. Caminar está marcado en nuestro genoma humano: los bebés aprenden a caminar por sí solos. Los adultos podemos facilitárselo, pero es un reflejo natural que todo bebé desarrolla; unos antes, otros después.

Somos animales caminantes, pero ¿por qué lo hacemos?

Hace millones de años andábamos en busca de alimento, de un mejor clima... Después, durante miles de años, hemos caminado porque lo requería nuestro trabajo, primero en el campo y después en la ciudad. **Caminar es una manera de desplazarnos esencial, y nos resulta imprescindible para trabajar. Pero la ha-**

bilidad de caminar también ha sido determinante para el desarrollo intelectual de la humanidad.

Ya los filósofos antiguos, desde Sócrates hasta Platón, pensaban caminando. Como si cada paso fuera el espacio entre cada palabra. Andar propulsa nuestro cuerpo, pero también impulsa nuestra mente. Asimismo, muchos filósofos modernos, como Kant o Kierkegaard, necesitaban pasear para filosofar. Aquí, caminar se convierte en vagar. Porque caminar tiene una dirección lineal. Pero vagar, así como el laberíntico mundo de nuestros pensamientos, carece de direcciones.

No es extraño que todas las religiones incluyan el caminar como práctica espiritual. Las iglesias cristianas tienen un viacrucis por donde los fieles andan siguiendo el recorrido de las imágenes. Los monasterios tienen un claustro donde los religiosos leen y reflexionan. Y los peregrinos caminan hasta Santiago de Compostela o hasta La Meca como sacrificio para abandonar la experiencia corpórea y acercarse a la espiritualidad.

Caminar siempre ha estado vinculado con una conexión profunda con nosotros mismos como individuos y como sociedad. De hecho, cuando protestamos políticamente nos manifestamos caminando para hacernos ver y escuchar. Es como si, por un momento, caminando en grupo, buscáramos perder la individualidad para pasar a ser un «nosotros». Mis pensamientos y creencias no están solos en este mundo. Desde la Revolución Francesa a las manifestaciones del Día de la Mujer, caminar cambia el rumbo de la historia para siempre.

Cuando necesitamos aclarar las ideas salimos a dar un paseo. ¡Y no somos los únicos! **Una curiosa costumbre esquimal**

aconseja que una persona enrabiada camine en línea recta por su entorno hasta sacar la emoción de su ser. El punto donde la rabia es conquistada se señala con un palo, para indicar la fuerza y la longitud de la rabia.

Caminar y reflexionar. ¿Probablemente sea la suma de ambas la que nos diferencia como humanos de otras especies? Muchas especies pueden caminar o colocarse erguidas por un breve tiempo, y muchas demuestran tener razonamiento lógico, memoria y, por supuesto, emociones. Pero esa conciencia del yo, de la propia existencia, es esencialmente humana. ¿Y si caminar nos permitió explorar nuestra propia conciencia? Quizá esa sea la diferencia que durante siglos el ser humano lleva buscando. O quizá sea una fortuita casualidad.

Sea como fuere, así como los pies propulsan tu cuerpo, tus pensamientos impulsan tu espíritu. Puedes volver a conectar con tu esencia humana, ¡paso a paso, idea a idea!

Glúteos... ¡para correr!

El hecho de que las publicaciones sobre glúteos en redes sociales tengan millones de *likes* no es una sorpresa. Lo que sí es sorprendente es que nuestras posaderas tuvieron un papel fundamental en la evolución: sin ellas no podríamos ponernos de pie, ni mucho menos dar un paso hacia delante. Veamos por qué.

La pelvis y la cadera son huesos grandes y pesados, por lo que los músculos que las sostienen son el grupo muscular más grande y fuerte del cuerpo. Los glúteos están formados por el glúteo mayor, el medio, el menor y los rotadores. Pero quedémonos con el glúteo mayor, que es el que nos interesa. Lo puedes reconocer porque son las nalgas o posaderas, donde te sientas.

De hecho, Aristóteles pensaba que la función de los glúteos humanos era la de sentarnos. El filósofo comparó los glúteos humanos con los de otros simios pero, a diferencia de nosotros, los simios no tienen estos músculos portentosos: poseen una especie de callosidad. Además, no suelen sentarse sobre ella, por lo que el filósofo asumió que la función era la de ofrecernos descanso. **Los glúteos nos diferencian anatómicamente de los simios, nos hacen más humanos y, por ello, el canon estético desde la antigua Grecia a la actualidad es que tengamos grandes y escultóricas nalgas.** De hecho, los escultores las exageraban. ¡No te preocupes si haces mucho ejercicio pero tus glúteos siguen sin parecerse a los del *David* de Miguel Ángel!

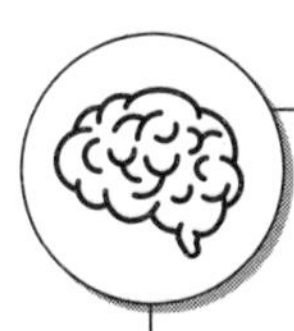

¿QUÉ NOS DICE LA CIENCIA?

Sin embargo, se han encontrado pelvis de *Australopithecus*, como nuestra querida Lucy e, incluso, anteriores, con la forma adecuada para albergar un glúteo mayor desarrollado (en lugar de la callosidad de los simios). El glúteo se desarrolló, al igual que la pisada, para sostenernos de pie y caminar. Verás, cuando estamos erguidos, el tronco pesa mucho y se cae hacia delante. Sin embargo, el glúteo mayor es el que aguanta el peso del tronco, como si lo tirase hacia detrás. Lo mismo pasa cuando damos un paso: el glúteo se queda sosteniendo la pierna de atrás y manteniendo el equilibrio entre cada paso. Tuvo un papel fundamental en nuestra evolución y nos empujó –literalmente– a caminar con mayor eficacia que otras especies. Pero no solo eso, también nos permitió correr.

Los estudios han comprobado que, caminando, el glúteo tiene poca activación más allá de sostenernos. Cuando más se activa es al correr. El glúteo mayor es el que da la fuerza y la potencia que, junto con las piernas, necesitamos para correr. Somos una especie caminante y corredora. ¡Y precisamente por ello, vamos a caminar y a correr!

Pero ¿al correr deberíamos pisar igual que al caminar? Ya hemos aprendido cómo es el trípode natural al caminar (talón, borde externo y dedo gordo, ¿recuerdas?). Pero, al correr, la historia puede cambiar.

Al caminar el tronco se mantiene vertical, y esto nos permite apoyar el talón en primer lugar. Sin embargo, al correr, el tronco se coloca ligeramente en diagonal, y esto altera un poco el trípode. Hay diferencias anatómicas entre corredores, e ¡incluso hay diferencias culturales! Por eso, generalmente, al correr tendemos a pisar primero con la parte media-anterior del pie en lugar de con el talón. Esto tiene una razón: al correr, apoyamos el peso de golpe y este impacto no puede ser absorbido por el talón: necesita el arco para reducir el impacto. Pero esto no es una ley inamovible: muchos estudios demuestran que hay corredores que corren de punta y otros que corren de talón sin riesgo. ¡Cada persona tiene una carrera única!

¿Cómo puedo mejorar mi salud cardiovascular?

Muy sencillo: ¡moviéndome! La actividad física, sea cual sea, tiene un impacto cardiovascular, ya que, de una forma u otra, se hace trabajar al metabolismo. ¡Todo entrenamiento es un ejercicio metabólico! ¿O acaso tu corazón y tu circulación sanguínea se detienen cuando haces sentadillas? Toda actividad estimula el sistema cardiovascular, pero, indudablemente, hay actividades que ayudan más a mejorar la salud de nuestro corazón, entre ellas: caminar, correr, nadar... ¿Por qué?

Para ejercitar la salud cardiovascular, puedes hacerlo de dos maneras: de forma aeróbica o anaeróbica. ¡Estas palabras no tienen nada que ver con el aeróbic y las mallas coloridas de la década de 1980! Se refieren al estado del cuerpo cuando se hace ejercicio. A grandes rasgos, **el ejercicio aeróbico es constante durante todo el tiempo y mantiene una intensidad media, lo que mejora la resistencia.** La resistencia es la capacidad de hacer un movimiento durante mucho tiempo, como por ejemplo los corredores de fondo. Las actividades que mejoran nuestra resistencia utilizan las reservas de grasa corporal como fuente de energía, y por ello, todos los estudios confirman que caminar es la mejor forma de reducir grasa.

Por otro lado, **el ejercicio anaeróbico alterna pausas con periodos de ejercicio a mayor intensidad, y favorece la potencia.** La potencia es la capacidad de hacer un movimiento lo más rápido posible, como por ejemplo los velocistas. Las actividades anaeróbicas utilizan los hidratos de carbono convertidos en azúcares y el glucógeno como fuente de energía, por lo que no consumen grasa en el momento. Sin embargo, las grasas se consumen más tarde, ¡cuando después del entrenamiento, desarrollamos masa muscular!

Camina... ¡sin obsesionarte con los 10.000 pasos!

Caminar es un hábito que puede cambiar completamente la salud de las personas. Deberíamos andar muchísimo más de lo que lo hacemos o de lo que las recomendaciones pautan. Pero la vida moderna, el trabajo y las obligaciones no siempre nos permiten caminar, así que bienvenidos los 10.000 pasos, ¡algo es mejor que nada!

De todas formas, ni nuestros ancestros ni nuestros abuelos caminaban contando los pasos que hacían, por lo que camina, pero ¡no te obsesiones con alcanzar la meta de los famosos 10.000 pasos! La tecnología es una herramienta positiva, pero a veces nos hace volvernos esclavos de los resultados.

Además, ahora ya sabes cómo es la pisada natural (¿recuerdas el trípode del primer capítulo?), la postura activa pero sin tensión y una respiración funcional. Camina prestando atención a los detalles: cómo pisan tus pies para avanzar, cómo es tu postura, cómo respiras mientras andas... Sentir tu cuerpo mientras te mueves es vital, y te ayudará a conectar con el aquí y el ahora.

AQUÍ VA UN CONSEJO

- Camina diariamente como mínimo 20-30 minutos (y no hay máximo, ¡todo lo que puedas!) a un ritmo constante. Recuerda que es una caminata activa y no un paseo por un centro comercial donde te puedes parar en cada escaparate.
- Si no tienes tiempo para caminar a diario, puedes reservar el fin de semana o tus días libres para hacer caminatas más largas.
- Utiliza las oportunidades que te presenta tu día a día para moverte más: quizá necesites tomar transporte público para ir al trabajo porque está lejos o por economizar el tiempo, pero, probablemente otras actividades como compras y gestiones, puedas hacerlas caminando. ¡Hay personas que prefieren coger el coche en lugar de caminar diez minutos para ir a comprar el pan!
- Usa tu cuerpo siempre que puedas: ¿coges el ascensor por necesidad o por comodidad? Sube y baja por las escaleras. En el metro o el aeropuerto, ¿utilizas la cinta mecánica sin pensar? Ve caminando. Sin llevarlo al extremo, y sabiendo que cuando lo necesites tienes la opción de tomar el ascensor o coger el coche, usa tu cuerpo si no tienes ningún impedimento real para hacerlo.
- Replantéate tu tiempo libre. En lugar de quedar con tus amigos a comer —nuevamente sentados—, busca otras alternativas más activas. No hace falta hacer planes esnobs cada fin de semana; simplemente, ¡recuperemos

el gusto por un paseo mientras charlamos! Caminar, además de económico y sencillo, ¡es la actividad aeróbica más saludable!

Ejercicios para una buena salud cardiovascular

1. ¡Vuelve a correr! Tabata de 20 minutos

Nuestros ancestros corrían y nosotros también lo hacíamos cuando éramos niños: corríamos de un lado a otro de la acera, de baldosa en baldosa... Activábamos el metabolismo durante el día de la mejor forma: ¡jugando!

Al hacernos mayores perdemos esa libertad, pero también la habilidad. Poco a poco, nuestra vida se vuelve más sedentaria: pasamos ocho horas sentados en el colegio, después en el trabajo y, de repente, aquello que no nos costaba esfuerzo ahora nos roba el aliento. Hemos perdido resistencia.

De golpe, correr nos fatiga las articulaciones, nos agota la musculatura, nos deja sin aire y hasta nos produce flato... ¡Y eso solo en los tres primeros minutos! Por ello, en lugar de salir a correr y volver a casa completamente extenuados –y frustrados–, una opción es correr intercalando periodos de descanso, realizando un entrenamiento anaeróbico.

Empieza a correr haciendo este Tabata:

Un Tabata es un tipo de entrenamiento a intervalos de alta intensidad, también conocido como HIIT por sus siglas en inglés (*high intensity interval training*). El HIIT es un entrenamiento anaeróbico que permite diferenciar momentos de mayor y menor intensidad.

Antes de hacerlo, puedes preparar el cuerpo movilizando las articulaciones y activando la musculatura. Para ello, haz los ejercicios de movilidad y estabilidad articular del capítulo 2.

Lleva a cabo este Tabata de 20 minutos (puedes utilizar un cronómetro para controlar el tiempo).

- Corre a una velocidad media, que puedas sostener durante 20 segundos.
- Después camina a un ritmo activo durante 10 segundos.
- Vuelve a comenzar: corre a una velocidad media durante 20 segundos y luego camina a un ritmo activo durante 10.
- Repite la secuencia durante 20 minutos, aunque, si te cuesta, puedes empezar por 10 minutos y, poco a poco, ir llegando a los 20.

Conforme vayas ganando resistencia, podrás ir aumentando la intensidad del Tabata: en vez de correr a velocidad media, corre a la velocidad máxima que puedas durante 20 segundos. ¡Verás como vas incrementando los minutos y la velocidad!

Es importante prepararse antes de empezar este entrenamiento, pero no es obligatorio estirar al terminar. ¡Ay, el mito de estirar! Pero es cierto que ayuda a volver al estado inicial de una forma muy placentera y es la manera más sencilla de relajar el tono muscular. Para ello, puedes hacer los estiramientos propuestos en el capítulo 7.

2. Circuito metabólico 15 minutos

Este entrenamiento te ayudará a mejorar tu resistencia y tu fuerza porque utilizarás ejercicios pliométricos, es decir, ¡vas a saltar! (aunque si no puedes saltar no te preocupes, tendrás opciones sin impacto).

Este circuito es un EMOM (*every minute on the minute*, o sea, «un minuto en cada minuto»). Quiere decir que tienes un minuto para hacer las repeticiones pautadas de cada ejercicio, y cuanto antes termines, más tiempo tendrás de descanso. Por ejemplo: si tardas 30 segundos en hacer las repeticiones, tendrás 30 segundos de descanso antes de comenzar el siguiente ejercicio al otro minuto, y si tardas 45 segundos, tendrás 15 segundos de descanso.

- Da 5 vueltas al circuito (son 3 ejercicios × 5 vueltas = 15 minutos).
- Trata de respirar en todo momento por la nariz.
- Igual que en el Tabata, puedes hacer algunos ejercicios de movilidad para preparar el cuerpo (como los

propuestos en el capítulo 2) y estirar al final es optativo (si optas por hacer estiramientos, sigue las pautas que se dan en el capítulo 7).

Primer ejercicio: salto + sentadilla + plancha

Este ejercicio está compuesto por tres movimientos: comienza dando un salto vertical y, al aterrizar, haz una sentadilla. Desde la posición de sentadilla, apoya las manos en el suelo y de un salto lleva las piernas hacia atrás para colocarte en plancha. Desde la plancha, da otro salto para situarte en sentadilla y comienza de nuevo con el salto vertical.

Haz 10 repeticiones cada minuto.

Presta atención a la técnica: al saltar, el sistema propioceptivo «se desconecta» y esto puede hacer que pierdas el control motor. Al brincar, evita que las rodillas se junten.

Opción sin impacto

Si no puedes saltar, haz esta adaptación: ponte de puntillas y haz una sentadilla. Desde la posición de sentadilla, apoya las manos en el suelo y extiende una pierna hacia atrás y después la otra para colocarte en plancha. Desde la plancha, adelanta una pierna y después la otra para volver a la sentadilla, y comienza de nuevo con el equilibrio.

En este caso, haz 8 repeticiones cada minuto.

Segundo ejercicio: saltos de tijera

De pie, da un salto abriendo las piernas hacia los lados y juntando los brazos por encima de la cabeza. Después da otro salto cerrando las piernas y bajando los brazos. Evita que las rodillas se junten hacia adentro al saltar: te puede ayudar imaginar que son un muelle que se flexiona al aterrizar después de cada salto.

Haz 40 repeticiones cada minuto.

Opción sin impacto

De pie, lleva el pie derecho hacia la derecha y vuelve al centro. Después haz lo mismo con el izquierdo. Acompaña cada pisada lateral subiendo los brazos estirados por encima de la cabeza.

En este caso haz 20 repeticiones cada minuto.

Tercer ejercicio: plancha de corredor

Colócate en plancha, apoyando las manos en el suelo a la altura de los hombros. Desde esta posición, acerca las rodillas al pecho rápida y alternativamente, como si estuvieras corriendo, pero dando saltos.

Haz 60 repeticiones cada minuto (cada vez que acercas una pierna al pecho cuenta como una repetición).

Mantén alineada la cabeza, los hombros, la cadera y las rodillas, y evita que la pelvis se coloque en anteversión (sacando culo).

Opción sin impacto

Haz el mismo ejercicio, pero acercando las rodillas al tronco alternativamente y sin saltar.

En este caso haz 30 repeticiones en cada minuto.

6

SÉ MÁS FUERTE DE FORMA MÁS NATURAL

> Yo no soy la próxima Usain Bolt o Michael Phelps: soy la primera Simone Biles.
>
> Simone Biles (2016)

¿Cuántas veces has escuchado frases como «lanzas como una niña», «peleas como una niña», «corres como una niña» con un sentido peyorativo? Todavía se sigue oyendo, pero afortunadamente, la historia está cambiando. Hasta hace poco, las mujeres estuvimos fuera del entorno deportivo y, como resultado, el estándar se calcula en términos masculinos. Los referentes son hombres, y si una mujer destaca, se dice que es la nueva __________ (agrega aquí el nombre masculino de turno).

Simone Biles, junto con otra oleada imparable de mujeres, han venido a cambiar el *statu quo*. Ahora, las referentes llevan nombre de mujer: de Simone Biles a nuestra gran Lydia Valentín. Son los nombres que el mundo necesitaba escuchar. **Hacer las cosas como una niña ya no es un insulto, sino un orgullo.**

Pero todavía hay quien usa ese «como una niña» en tono peyorativo. ¿De dónde viene esa idea de «hacer las cosas como una niña»?

Erwin Strauss fue un psicólogo alemán que, en 1966, investigó cómo usaban su cuerpo los niños y las niñas, para determinar las diferencias. En concreto, analizó cómo unas y otros lanzaban una pelota. Strauss vio que los niños utilizaban todo el espacio disponible, girándose o cogiendo carrerilla para tirar la pelota lejos, mientras que las niñas no lo hacían así, y lanzaban la pelota con menos fuerza, por lo que asumió que esto se debía a una diferencia biológica a la que llamó «esencia de la feminidad».

Veinte años después, la filósofa Iris Marion Young estudió este caso y aportó una respuesta sociológicamente más acertada. Young observó que las niñas y los niños, mientras son pequeños, utilizan el espacio por igual: gatean, caminan, corren, saltan, juegan y lanzan del mismo modo.

Sin embargo, a medida que crecen, la historia cambia. Se suele impulsar a los niños a practicar actividades deportivas que necesitan de fuerza, de resistencia física y del uso del espacio, mientras que a las niñas se las alienta a jugar a juegos que precisan de poco movimiento físico o, en todo caso, que sea grácil. Y cuando alguna mujer tiene un cuerpo fuerte que se sale del «delicado canon femenino», se expone a la crítica social.

Esto no solo sucede en la actualidad; es curioso el caso de las mujeres forzudas de los circos de los siglos XIX y XX. Estas mujeres, que levantaban cientos de kilos, incluso a varios hombres a la vez que hacían malabares, eran vistas como algo monstruoso y cómico, mientras que sus compañeros, los hombres forzudos, eran ejemplo de admiración entre el público.

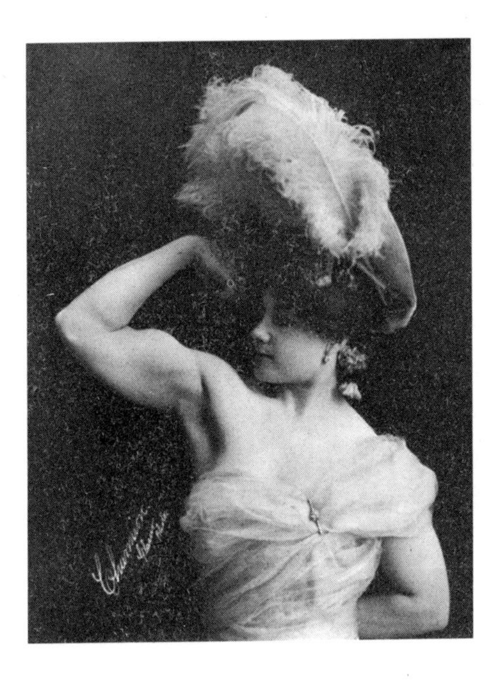

La trapecista y mujer forzuda conocida como Charmion, quien alcanzó gran fama gracias a sus números acrobáticos y de fuerza insólita en los teatros de vodevil estadounidenses del siglo XIX. Fotografía de 1897.

Eso que Strauss creyó que se debía a la «esencia de la feminidad», en realidad es el resultado de cómo educamos de forma diferente a los niños y a las niñas. Tal es la diferencia, que lanzar como una niña, correr como una niña o pegar como una niña se perciben como insultos.

Haz el experimento con tu familia o amigos: pide que lancen una pelota lejos y mira las diferencias entre hombres y mujeres. Y si tienes la ocasión pruébalo con niños pequeños, de menos de cinco años. Verás que no hay tanta diferencia. La sociedad «educa». ¡Vaya si lo hace!

No es fácil lanzar una pelota con fuerza cuando llevas vestiditos que no te dejan mover los brazos, cuando te impiden levantar las piernas porque se ve la ropa interior o cuando te riñen porque te despeinas. Desde muy pronto escuchas: «Te vas a hacer daño», «Compórtate como una niña» o «Eso es cosa de niños». La próxima vez que veas a una niña hacer un gesto grande, con fuerza, mancharse con barro o caerse jugando, no la frenes; al contrario, anímala a continuar. Recuerdo cuando jugaba en el parque, me caía, me hacía heridas en las rodillas y me decían: «Te van a quedar las piernas feas». Todavía me miro las cicatrices y pienso: «¡Ojalá me hubiera tirado más al suelo!».

Todo lo que cuentan nuestras manos

Fíjate en tu mano: mira el dorso y la palma. Con el dedo gordo, tócate el índice, el corazón, el anular y el meñique. Esto que parece tan sencillo, nuestros parientes los chimpancés, bonobos, gorilas u orangutanes no lo pueden hacer. Como muestra el registro fósil, los homínidos desarrollamos esta capacidad durante millones de años. Lucy ya podía hacerlo, aunque no con tanta precisión como el *Homo sapiens*. Al igual que a nuestros pies les costó millones de años adaptarse para caminar con eficacia, a nuestras manos les llevó tiempo poder hacer este movimiento.

Las manos de los simios y de los humanos son muy diferentes. De hecho, ¡las manos de los simios son más evolucionadas que las nuestras! Siempre pensamos que el humano es

el ser más evolucionado, pero en este caso nuestras manos son más primitivas. La diferencia fundamental es que la mano de los simios se ha ido alargando durante millones de años, mientras que la nuestra se ha mantenido relativamente igual desde nuestros orígenes. Esta adaptación permitió a los simios continuar con su vida arbórea, mientras que nosotros, poco a poco, nos fuimos haciendo especialistas en caminar. Tener nuestras manos libres nos permitió desarrollar dos agarres claves para nuestra evolución: el agarre de fuerza y el agarre de precisión.

El agarre de fuerza (o *power grip*) es el culpable de que los bebés nos cojan el dedo como si nunca nos fueran a soltar. Fíjate en la palma de la mano, verás dos líneas diagonales que la atraviesan: esas dos líneas se juntan cuando cierras la palma, cuando coges algo o cuando cierras el puño. Además, el dedo gordo no se queda dentro del puño, rodea por fuera, lo que aporta estabilidad y cierra el agarre. Este es el agarre de fuerza: un agarre diagonal con el que podemos asir bien las herramientas y, además, hacer fuerza. Como cuando golpeas con un martillo o coges pesas para entrenar. Y por ello te recomiendo que, si te cuelgas de una barra (como para hacer dominadas), lo hagas así: colocando el dedo gordo por debajo en lugar de dejarlo por encima.

Por otro lado, el agarre de precisión (*precision grip*) nos costó más tiempo desarrollarlo y, de hecho, los bebés tardan mucho en hacerlo. Se trata de acercar el dedo pulgar al índice o a cualquiera de los demás dedos. Es el agarre que usábamos hace millones de años para coger un fruto pequeño de un arbusto, y que después utilizamos para crear pequeñas lascas de piedra, a modo de cuchillas, con las que despedazar mejor un animal… ¡Nuestra primera tecnología! Y lo seguimos usando en nuestro día a día para escribir con un bolígrafo o para abrir una puerta con una llave. Este agarre es único en el ser humano y nos ayudó a crear sofisticadas herramientas.

¿SABÍAS QUE...?

Sin embargo, la función principal del agarre de fuerza fue para pelear. Se desarrolló durante millones de años como defensa: nos pegábamos puñetazos y después mazazos. Los humanos somos los únicos que golpeamos de esta manera, ya que desde nuestra posición erguida y en equilibrio tenemos ventaja. Otros simios pueden golpear, pero en cuadrupedia el golpe no es tan efectivo y su postura erguida es torpe e inestable en comparación con la nuestra, por lo que les resulta difícil propinar golpes fuertes. Nuestras manos son el fósil vivo de millones de años de ataque y defensa, de pelea por el alimento, el territorio o el apareamiento. De hecho, algunas especies desarrollaron una prominencia ósea en las cejas para proteger la cuenca de los ojos de los golpes... Vaya, ¡tiempos pasados no siempre fueron mejores!

Sin embargo, en la actualidad utilizamos cada vez menos nuestras manos y apenas manejamos herramientas que nos permitan hacer fuerza y precisión. Ahora nuestros dedos pasan la mayor parte del día tecleando al ordenador ¡o haciendo *scroll*!

Por ello es muy importante recuperar unas manos sanas. ¡Luego las fortaleceremos!

¡Hay vida más allá del fitnes!

Si recordamos dónde y cómo se desarrolló nuestro cuerpo humano, es fácil llegar a la conclusión de que el fitnes es una forma artificial y desnaturalizada de ejercitarnos, completamente alejada de nuestras necesidades como humanos. ¡Por eso me gusta hablar más de movimiento! **El fitnes es algo ajeno a nuestra esencia; sin embargo, el movimiento está dentro de nosotros. Ejercitarse parece una obligación, pero moverse es tan natural como respirar.**

La industria del fitnes surgió a principios del siglo xx, cuando la mayoría de la población comenzó a trabajar en puestos sedentarios y nació una clase media capaz de pagar por ir a un gimnasio. Antes, el trabajo en el campo y en muchas fábricas de la ciudad ya desarrollaba en buen grado las capacidades del cuerpo de forma natural, sin necesidad de levantar pesas perfectamente diseñadas ni caminar en cintas mecánicas. La sociedad de los trabajos de oficina, cada vez más pasiva, empezó a darse cuenta de que debía moverse para mejorar su salud. En este contexto surgió la industria del fitnes, a la que, como a la de la cosmética o la moda, no le interesa nuestro bienestar, sino llenar sus bolsillos. Así que utiliza las estrategias de *marketing* más voraces para hacernos creer que necesitamos sus productos: desde el nuevo método revolucionario de pérdida de grasa a la nueva rutina con la que tener glúteos grandes con... ¡tan solo 7 minutos de práctica al día!

A mediados del siglo XX comenzamos a utilizar el término *fit* de forma masiva, como sinónimo de alguien o algo saludable. Nos empezaron a vender la suscripción al gimnasio y, dentro de ella, el acceso a la sala de musculación y a un sinfín de clases colectivas: aeróbic, zumba, etc. La intención es buena: promover la actividad física ya es algo positivo. Pero la realidad es que ni el fin es tan desinteresado, ni los medios tan útiles como prometen.

El primer problema del fitnes es que tiene una visión muy reduccionista del entrenamiento. Basta con entrar a un gimnasio para ver que la mayoría de las salas y herramientas están dirigidas a la musculación y al cardio. Pero ¿a qué sala del gimnasio vas a trabajar el equilibrio? ¿O a mejorar tu flexibilidad? ¿O a tener mejor postura? A ninguna. Aunque cada vez hay más clases colectivas tipo pilates o yoga, donde suelen realizarse ejercicios relacionados con las capacidades mencionadas, lo hacen de forma poco específica, sin integrar los estímulos que el cuerpo necesita para que haya resultados reales. Me explico: realizar una postura de equilibrio en yoga no incide sustancialmente en la mejora del equilibrio *per se*, puesto que para mejorarlo realmente antes debemos tener en cuenta otros factores como la funcionalidad de la pisada, la estabilidad de las articulaciones, el control postural y mucho más. Del mismo modo, es difícil mejorar la flexibilidad sin trabajar previamente y de forma integrada en la movilidad articular, la fuerza de la musculatura, la elongación de las cadenas miofasciales y demás. Es complicado mejorar objetivamente nuestras capacidades en este tipo de actividades. Y no es que estén mal, son una buena actividad física si te gustan y te lo pasas bien. Pero debe entenderse que, para obtener resultados específicos, no debemos realizar ejercicios aleatorios pautados por tendencias físicas, sino un entrenamiento determinado. Unido a esto, aunque el cuerpo humano tiene muchas capacidades que desarrollar, el fitnes se sigue reduciendo en su gran mayoría a aquellas actividades que prometen resolver los grandes problemas de la mayoría: perder grasa y ganar un poco de músculo allí donde canónicamente conviene.

Esto nos lleva al segundo problema: su enfoque estético y superficial. La imagen vende, y cumplir con el canon es el deseo de la mayoría de las personas. El fitnes te promete alcanzar ese canon, pero con entrenamientos poco útiles o lesivos para la salud física y mental. Por eso existen clases como GAP (si no sabes qué es, son las iniciales de «glúteos», «abdominales» y «piernas»). Hace años trabajé en gimnasios y centros deportivos, y vi con mis propios ojos cómo este tipo de clases triunfan, porque supuestamente trabajan esos músculos. Y es cierto que se puede desarrollar más un músculo que otro, pero la pregunta no debería ser si es posible, sino: ¿es saludable? No es muy útil ni beneficioso desarrollar únicamente los glúteos, si la espalda no está preparada para soportar ese aumento muscular, pues ello puede acabar causando lesiones de columna y de cadera. Además, nos hace preguntarnos: ¿y por qué no trabajan los brazos? **El fitnes vende lograr determinados cánones estéticos, no adquirir un cuerpo humano funcional a largo plazo.**

Otro problema del fitnes es su desnaturalización del movimiento. ¿Por qué pagar por caminar en cintas mecánicas? Puedes caminar por la ciudad, por un parque o por el campo gratuitamente. ¿Por qué entrenar usando máquinas cuando ya pasamos demasiadas horas sentados? Puedes desarrollar la fuerza de forma mucho más natural utilizando tu cuerpo, con pesos libres, en los parques de calistenia o empleando cualquier otra herramienta. ¿Por qué entrenar en un ambiente que parece una nave espacial: lleno de luces led, música a todo volumen y con aire artificial? Puedes entrenar en tu casa, en el parque o en ambientes mucho más saludables: con luz natural, sin ruido y respirando aire de calidad. ¿Por qué pagar cada mes para usar el material del gimnasio? Puedes adquirir el material justo y necesario para moverte a cualquier lugar, pagando solo una vez por él y teniéndolo para siempre... Y podríamos seguir haciéndonos preguntas.

La industria del fitnes ya no tiene únicamente sedes físicas, los gimnasios, sino que ahora cuenta con el formato digital. Esto comenzó en la década de 1970, cuando se empezaron a comercializar las cintas de VHS para ejercitarse en casa. ¿Quién no recuerda los vídeos de aeróbic de Jane Fonda de los años ochenta? ¿O la versión española de Eva Nasarre? Ahora nos parecen graciosos, pero fueron los inicios del fitnes digital, algo que, a partir de la pandemia de 2020, se ha multiplicado de manera exponencial: actualmente hay millones de plataformas o app que reproducen las dinámicas tóxicas del fitnes... ¡en tu propia casa!

Pero si algo tienen en común el fitnes tradicional con su versión digital es la despersonalización: son opciones masivas, creadas para atender a la mayoría de las personas en el menor tiempo posible y maximizar las ganancias, aunque esas personas no obtengan prácticamente resultados. Esta masificación es uno de los problemas más evidentes en el fitnes. Muchas personas acuden a gimnasios durante años y no sienten un gran cambio en sus vidas: quizá ganen un poco más de músculo, pero a la hora de la verdad siguen teniendo lesiones, dolores posturales, mala respiración, poca movilidad y baja forma física. El problema del fitnes no son necesariamente los gimnasios: de hecho, pueden ser una buena opción para quien no disponga de espacio en casa, desee desconectar de su ambiente habitual, relacionarse con otras personas o sentirse acompañado en la práctica deportiva. El problema es que en los gimnasios se tiende a reproducir todas las incongruencias del fitnes tan dañinas.

Valoremos por qué cosas merece la pena pagar y por qué no. En mi opinión, merece la pena pagar para acceder a los conocimientos de un maestro, entrenador, curso o formación que te permitan aprender y ser más libre. La industria del fitnes siempre tratará de convencernos de que necesitamos sus espacios, su material, sus métodos... ¡Y sus irresistibles descuentos! Pero la realidad es que **nuestros antepasados desarrollaron un cuerpo ágil y resistente sin necesidad de abonarse a ningún gimnasio ni seguir la última moda *fit*.**

Naturalmente fuertes

El entrenamiento de fuerza es conocido por aumentar la masa muscular, ¡pero no solo sirve para eso! La ganancia de fuerza aumenta todos los tejidos corporales, como la densidad ósea y la resistencia de las estructuras como ligamentos, tendones o fascias. Además, ganar fuerza también mejorará tu composición: en ese proceso de crear nuevos tejidos, se consume gran cantidad de energía, entre ella, reservas de grasa corporal y visceral. Por ello, entrenar la fuerza es una excelente manera de hacer una recomposición corporal, es decir, aumentar músculo y «reducir» grasa. Por último, entrenar la fuerza tiene un gran impacto en la vida diaria: desde llevar con más facilidad las maletas a regular el sistema hormonal. Al moverte, el cuerpo segrega hormonas como la dopamina, que en nuestra vida diaria no tenemos la oportunidad de liberar. Entrenar la fuerza tiene tantos beneficios que podríamos dedicar un libro a hablar de ellos.

Pero ¿cómo ganamos fuerza y creamos nuevos tejidos? Muchas personas creen que esto se produce al ejercitarse, pero no es así. Cuando entrenas, lo que estás haciendo es fatigar y «romper» en el ámbito microscópico tus tejidos. Es después, durante el descanso, cuando esos tejidos se regeneran y aumentan tanto en cantidad como en capacidad. Ganar fuerza es parecido a empujar un coche atascado: si lo empujas solo, es más difícil. Sin embargo, si llamas a cuatro amigos y entre los cinco empujáis, todo resulta más sencillo. Estos amigos que te ayudan a «empujar el coche» son los nuevos tejidos. ¡Y cuántos más mejor!

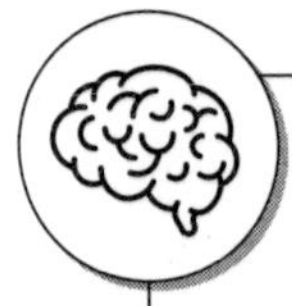

¿QUÉ NOS DICE LA CIENCIA?

¿Todos podemos ser fuertes? ¿Qué distingue la fuerza en los hombres y en las mujeres? Todos los bebés nacen con el potencial de desarrollar un cuerpo fuerte y resistente. Son nuestros hábitos los que determinan si llegaremos a alcanzar un buen nivel de fuerza o no, pero todos nacemos con la posibilidad: basta con ver el reflejo palmar que heredamos de nuestros ancestros simios para darse cuenta de que partimos de la misma fuerza de agarre. Lo mismo sucede con aprender a andar. ¡Es increíble ver a los niños tratando de controlar su equilibrio! Y cómo desde edad temprana se colocan en posición de sentadilla profunda para jugar y descansar, sin problemas en la movilidad. **¡Todos nacemos con la posibilidad de tener un cuerpo fuerte y flexible!**

Biológicamente, existen diferencias hormonales que pueden variar las condiciones en las que estas capacidades se pueden adquirir. Los hombres tienen más testosterona que las mujeres, lo cual les facilita ganar fuerza y masa muscular más rápido, mientras que las mujeres tienen más estrógenos, lo que hace que les resulte más difícil desarrollar su masa muscular, ¡pero no imposible! Sin embargo, estas diferencias varían entre personas: hay hombres y mujeres con niveles de testosterona y estrógenos diferentes de la media. Este es el caso de las personas intersexuales que, con diversas proporciones hormonales, nos obligan a revisar el rígido esquema tradicional.

Decálogo para entrenar la fuerza de forma natural

Existen muchas dudas en torno al entrenamiento de fuerza, y no es de extrañar: hay cientos de prácticas que utilizan la fuerza, y se entremezclan entre sí. Por ello, los consejos que te doy a continuación no están enfocados a una técnica única ni a un deporte concreto, sino en ganar fuerza para devolver al cuerpo su capacidad funcional y mejorar la salud en general.

1. ¿Es suficiente el peso corporal?

Subestimamos el poder del cuerpo para hacer un entrenamiento útil por sí mismo, pero sí, es posible tener beneficios entrenando solo con tu propio peso. De hecho, la mayoría de los entrenamientos que haces con el peso corporal, como sentadillas, zancadas o flexiones, deberías poder hacerlos a lo largo de toda tu vida, porque son movimientos que necesitas para tu día a día. De nada vale entrenar con peso, si no controlamos eficazmente nuestro peso corporal. Eso, solo nos lleva a lesiones y a más problemas. **Antes de utilizar una carga externa, debemos controlar nuestra carga interna: ¡el propio peso corporal!**

2. ¿Debo hacer pesas?

Manejar eficazmente tu propio cuerpo es clave, pero es cierto que en la vida diaria hay situaciones en las que debemos mover peso (llevar bolsas de la compra, subir la maleta al altillo del tren, etc.). Por ello, también es interesante agregar carga a tus ejercicios.

Muchas personas creen que, para entrenar con carga, la mejor opción son las máquinas del gimnasio. Pero si quieres ganar fuerza y tener un cuerpo más funcional, las máquinas no son la opción más recomendable ya que las situaciones en las que cargas peso en la vida diaria (por ejemplo, trasladar un mueble pesado, coger a tu hijo en brazos...) suelen tener variables que no se pueden controlar como las máquinas del gimnasio. Por ello, es preferible utilizar pesos libres: mancuernas, barras, *kettlebells*, etc. Además, bastante tiempo pasamos sentados, ¡como para seguir entrenando también sentados! En el ámbito postural es un despropósito. Si tu objetivo es dedicarte a la hipertrofia o al culturismo, entonces las máquinas pueden ser una opción. Si entrenas la fuerza para aumentar tu salud en lugar de tu ego, ¡el peso, cuanto más libre, mejor!

3. ¿Qué ejercicios debe haber en mi rutina?

Nuestros ancestros no hacían rutinas de Instagram y tenían un cuerpo fuerte y desarrollado: es el poder de los llamados «movimientos fundamentales». Estos movimientos, como empujar o acercar un tronco, nos han asistido en la evolución y son los que deberíamos hacer durante toda nuestra vida. Para que lo comprendas, el entrenamiento de fuerza, biomecánicamente, se divide en dos patrones de movimiento: empujar (*push* en inglés) o traccionar (*pull*). Todos los ejercicios de fuerza entran dentro de una de esas categorías. Físicamente, solo puedes ejercer fuerza de dos maneras: o empujas una resistencia lejos de ti o la acercas hacia ti, ya sea con los brazos o con las piernas.

Con este ejemplo de la vida diaria lo entenderás perfectamente: cuando empujas una puerta pesada para abrirla estás haciendo *push* (empuje), alejando la resistencia (la puerta) lejos de ti. Y cuando acercas la puerta hacia ti para cerrarla, estás haciendo *pull* (tracción), acercando la resistencia (la puerta) hacia ti. Veamos otros ejemplos.

Empecemos por las piernas. Los movimientos de *push* de piernas son todos aquellos en los que domina la flexión de la rodilla (serían las sentadillas o zancadas en cualquiera de sus versiones), mientras que los movimientos de *pull* de piernas son todos aquellos en los que domina la extensión de la cadera (serían los puentes o pesos muertos en todas sus variantes).

Ahora, veamos los brazos. Los movimientos de *push* de brazos son todos aquellos en los que se aleja la resistencia del cuerpo: ya sea hacia delante (flexiones), hacia arriba (subir un peso por encima de la cabeza) o hacia abajo (salir de la piscina empujando el borde con los brazos). Los movimientos de *pull* de brazos son aquellos en los que acercamos la resistencia hacia nosotros: ya sea hacia delante (remo), hacia arriba (dominada, donde acercamos la resistencia, que es nuestro peso, a la barra) o hacia abajo (como acercar un peso a la barbilla).

Si bien se puede entrenar cada músculo por separado, esto, además de eterno (¡tenemos muchos músculos!) no es muy funcional, ya que al movernos en la vida real no usamos solo un músculo, sino muchos. Por este motivo (salvo que seas culturista, pues en ese caso deberás entrenar músculo a músculo para que se marquen todos), ¡muévete usando los movimientos fundamentales! Esto también te ayudará a seleccionar mejor los ejercicios de tus rutinas, porque a veces son poco equilibradas, donde la mayoría de los ejercicios son *push*, pero hay pocos *pull*, o al revés. ¡Ahora ya sabes qué son los movimientos fundamentales!

4. ¿Cómo fortalezco el *core*?

Muchas personas creen que para fortalecer el *core* deben hacer muchos abdominales tipo *crunch* (como los que ponían de castigo en educación física) o infinitas planchas... Pero para decidir mejor debemos entender su función. El tronco (*core*, en inglés) comprende desde el tórax hasta la pelvis, tanto por delante como por los lados y por detrás. Es decir, el *core* no son solo los abdominales, pues el tronco, como su nombre indica, nos rodea de forma circular y es un conjunto de músculos dispuestos en distintas capas con una función: permitir o impedir los movimientos fundamentales de la columna. Estos movimientos son:

- La flexión (como jorobando la espalda).
- La extensión (como mirando hacia detrás).
- La rotación (rotar el tronco hacia ambos lados) o antirrotación (impedir que el tronco rote).
- La inclinación lateral (como cuando, estando sentados, se nos cae algo al suelo y nos inclinamos para cogerlo) y la antiinclinación (evitar que la columna se incline).
- La estabilización (mantener el tronco estable en situaciones inestables). Los ejercicios de equilibrio ayudan indirectamente a fortalecer el tronco.

El *core*, además, ayuda al gesto respiratorio, por lo que los ejercicios respiratorios permiten fortalecer la musculatura profunda del tronco.

5. ¿Cuántas repeticiones hago?

¿Crees que el número de repeticiones es muy importante? Verás, el cuerpo no sabe si ha hecho 10 o 30 repeticiones, solo entiende cuánto esfuerzo le ha costado hacerlo. Si haces 30 repeticiones sin esfuerzo, apenas habrá ganancia de fuerza y masa muscular. Por ello, cada repetición debe ser un esfuerzo: tiene que costarte, pero no por ello debes perder la técnica. Al contrario, si solo haces bien las tres primeras repeticiones, da igual si luego haces 10 mal: estás más cerca de una lesión que de ganar fuerza. Por ello, en lugar de pensar en repeticiones, empieza a percibir tu esfuerzo: elige siempre un nivel de los ejercicios y una carga que te permitan hacer entre 8 y 15 repeticiones con esfuerzo y bien técnicamente.

6. ¿Cómo progreso?

Sigue el ejemplo de Milón de Crotona, ¡el experto de la sobrecarga progresiva!

¿Sabías que el atleta griego Milón de Crotona cargó un carnero a sus hombros desde la infancia hasta la edad adulta? De esta manera, mientras el carnero se hacía unos gramos más pe-

sados, él se hacía más fuerte. ¡Tanto, que llegó a ser uno de los atletas más laureados en los juegos olímpicos de la antigüedad!

Esta es la moraleja de la sobrecarga progresiva: debes aumentar el esfuerzo poco a poco para progresar. Pero no creas que ese esfuerzo es solo agregar más peso, también es hacer ejercicios más complejos o en inestabilidad, por ejemplo.

7. ¿Cómo protejo el suelo pélvico?

Todavía no hemos hablado de esta musculatura tan importante: el suelo pélvico. Se llama así porque es un conjunto de músculos que forman el suelo de nuestra pelvis. Imagina el *core* como si fuera una habitación: el diafragma es el techo, el transverso las paredes y el suelo pélvico, pues eso, el suelo. Este último tiene como misión proteger y evitar que los órganos y vísceras como la vejiga, el útero o la próstata, entre otras, desciendan hacia abajo.

La musculatura del suelo pélvico es más delicada que la musculatura motora, como los cuádriceps o las dorsales. Por ello, a diferencia de la musculatura motora, la del suelo pélvico es refleja: es decir, actúa como respuesta involuntaria. Cuando hay un aumento de la presión interna del abdomen, como, por ejemplo, al estornudar o toser, el suelo pélvico se activa para evitar que la presión empuje los órganos hacia abajo. Pero también debería evitar que, cuando la presión es externa, como, por ejemplo, saltamos o hacemos un ejercicio que exige fuerza, la musculatura del suelo pélvico descienda.

Siéntate en una silla e imagina que tu suelo pélvico es un ascensor y tiene tres niveles: el piso 0 es donde está ahora, relajado. El piso 1 es más arriba, y para subirlo debes contraer los músculos hacia arriba. El piso −1 es más abajo y debes bajarlo empujándolo contra la silla. ¿Sientes esos tres niveles? Bien.

La musculatura del suelo pélvico requiere de un enfoque individual; por ello no entraré en profundidad en ella, pero sí mencionaré algo importante de cara a todos los ejercicios de este libro: trata de evitar que en cualquier ejercicio la musculatura del suelo pélvico descienda al piso −1, para proteger los órganos. Pero, salvo que tu fisioterapeuta del suelo pélvico te indique lo contrario, tampoco es necesario contraer la musculatura al piso 1 cada vez que haces un esfuerzo, por una razón: la musculatura del suelo pélvico es refleja: debe activarse por sí sola, de forma natural. Si acostumbramos a esta musculatura a contraerse «a voluntad», dejará de funcionar de forma involuntaria. Por lo que contraer la musculatura del suelo pélvico como se hace en los ejercicios de Kegel o ciertas prácticas debe ser únicamente pautado por un profesional del suelo pélvico que valore la situación personal. Por ello, de forma general, mantén tu suelo pélvico en el piso 0, y evita empujarlo hacia fuera.

8. ¿Debo calentar antes de entrenar?

Los humanos estamos fisiológicamente preparados para movernos sin necesidad de «calentar». Salvo que hagamos un ejercicio muy específico que requiera de un altísimo esfuerzo para hacerlo de golpe, como, por ejemplo, levantar cien kilos, deberíamos poder entrenar sin calentar sin riesgo alguno. Sin embargo, ya que nos tomamos el tiempo de entrenar, preparar nuestro cuerpo es buena idea, pues nos permitirá aprovechar mejor los ejercicios posteriores.

¿Y cómo caliento? Mucha gente cree que calentar es dar cuatro saltos, mover los brazos y ya está. Quizá en lugar de «calentamiento» deberíamos hablar de «preparación». Calentar no debería ser solo subir la temperatura corporal (¡sobre todo si ya estamos a 35 °C en verano!), debería ser una preparación funcional: en este caso, para hacer ejercicios de fuerza. Lo ideal es preparar las articulaciones llevando a cabo ejercicios de movilidad y estabilidad articular, y también se puede hacer algún ejercicio propioceptivo como los que vimos en capítulos anteriores. ¡Utilízalos!

9. ¿Y debo estirar después de entrenar?

¡Otro mito! Nos han repetido hasta la saciedad que después de entrenar debemos estirar para evitar lesiones…, y nos lo hemos creído. En realidad, no es necesario ni obligatorio estirar al terminar de entrenar. Mientras que sí puede ser beneficioso preparar las articulaciones antes de entrenar, no hay ningún riesgo en no estirar al terminar. Pero es cierto que finalizar el entrenamiento abruptamente es menos relajante que hacer una suave transición para volver al estado inicial anterior a la sesión de ejercicio. En esa parte final puedes estirar, pues con los estiramientos relajas el tono muscular después de las contracciones del ejercicio. Pero también puedes hacer liberación miofascial en aquellas zonas más tensas. O simplemente relajarte respirando. ¡Y para ello puedes utilizar las opciones de estiramientos, de liberación miofascial o de respiración que explicamos en este libro o las que desees!

10. ¿Cómo respiro mientras hago los ejercicios?

¿Alguna vez te has preguntado si respiras bien haciendo los ejercicios? Vamos a aprender una ley básica, para que puedas respirar mejor. Coloca las manos en las costillas bajas (como poniéndote en jarras). Siente cómo al inhalar se expande sutilmente el abdomen y cómo al exhalar se contrae hacia dentro. Al exhalar, el abdomen se contrae, y esto permite estabilizar mejor la columna y los órganos. Por ello, cuando hacemos esfuerzos, como en un entrenamiento de fuerza, conviene hacer el esfuerzo en el momento que exhalamos. Por ejemplo, al hacer una sentadilla, inhala al bajar y exhala al subir. Inhala en la fase de menor esfuerzo y exhala en la fase que percibas de mayor esfuerzo.

Y ¿por la nariz o por la boca? Después del capítulo de respiración, ya sabes que respirar por la boca no solo reduce la cantidad de oxígeno que llega a las células, sino que además favorece la hiperventilación. Muchas personas dicen que después de clases tipo pilates, donde se exhala por la boca en cada repetición, se sienten extenuadas e incluso mareadas. Por esa razón, siempre que puedas, inhala y exhala por la nariz, así oxigenarás bien los músculos y no hiperventilarás. Pero es cierto que existe alguna ocasión en la que puedes exhalar por la boca. Veamos por qué: vuelve a colocar las manos en las costillas, inhala por la nariz y exhala por la boca. Sentirás cómo, a diferencia de antes, al exhalar por la boca la musculatura del abdomen se activa más. Por ello, exhalar por la boca puede ser una ayuda para esos ejercicios que te cuesten especialmente, pero no debes abusar de este recurso.

Existen algunos deportes (como halterofilia, *powerlifting*, etc.) donde el esfuerzo se hace en apnea inspiratoria (es decir, tomando aire y bloqueando). Sin embargo, estas técnicas deben ser llevadas a cabo en contadas ocasiones y bajo supervisión de un profesional, pues pueden causar graves bajadas de tensión. Como aquí no estamos entrenando para obtener una medalla olímpica, sino para ganar fuerza y tener un cuerpo más funcional, lo más simple es lo mejor. **Inhala en la fase más fácil del ejercicio, exhala en la que más te cueste, y trata de respirar por la nariz siempre que puedas.**

Ejercicios para ganar fuerza

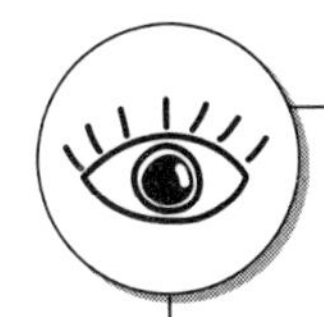

Antes de hacer los ejercicios...

- Es recomendable preparar las articulaciones. Para ello puedes hacer ejercicios de movilidad (véase capítulo 2).

- Aunque no es obligatorio, al terminar puedes hacer estiramientos (véase capítulo 7).
- Cada persona tiene unas condiciones físicas particulares, así que considera esta como una inspiración para que aprendas a seleccionar los movimientos fundamentales y tengas las adaptaciones más básicas. Puedes hacer entrenamiento de fuerza 2-4 veces por semana, y dejar un día de descanso entre cada sesión para que la musculatura se regenere.

1. Sentadilla

De pie, con los pies al ancho de las caderas, lleva la cadera hacia atrás al mismo tiempo que flexionas las rodillas como si te fueras a sentar en un banco bajo. Desde ahí, empuja con los talones el suelo para erguirte de nuevo.

Baja hasta donde tu movilidad te permita, mantén las rodillas estables, evitando que se junten hacia dentro, y la columna erguida, evitando jorobar la espalda.

Sobrecarga progresiva: haz el ejercicio inestable y conviértelo en una zancada. Colócate con una pierna delante y la otra detrás y flexiona las dos rodillas bajando con la columna erguida. Otra posibilidad es agregar peso: haz la sentadilla con una mancuerna u otro tipo de peso.

La sentadilla es un *push* de piernas y es el movimiento fundamental por excelencia: el que más articulaciones incluye, pues para ejecutarla mueves los tobillos, rodillas, cadera y columna. Fortalece toda la musculatura que las rodea y, fundamentalmente, los cuádriceps y los glúteos. Los niños hacen sentadillas maravillosas, con gran rango de movilidad y activación muscular... ¡Nunca es tarde para volver a ser un niño!

2. Puente

Túmbate boca arriba con las rodillas flexionadas y separa las piernas al ancho de las caderas. Empuja con los pies el suelo para activar los glúteos y eleva la cadera hasta colocarla en línea con las rodillas y el tórax. Después, baja de nuevo.

Mantén las rodillas estables, evitando que se junten hacia dentro, y la pelvis activa, evitando que se vaya a la anteversión.

Sobrecarga progresiva: haz el ejercicio inestable. Colócate en la posición inicial, eleva una pierna y ejecuta el puente solo con una pierna. Otra posibilidad es agregar peso: coloca una mancuerna o cualquier otro tipo de peso sobre la pelvis.

El puente es un *pull* de piernas y un ejercicio clave para ganar fuerza en la cadera y la parte posterior de las piernas desde los talones hasta la lumbar.

3. Flexiones de brazos

Colócate en posición de plancha y apoya las rodillas. Empuja el suelo con las manos y flexiona los codos al mismo tiempo que bajas el tronco hacia el suelo. Extiende los brazos para volver a la plancha inicial. Evita en todo momento arquear la lumbar (como sacando culo).

Adaptación: dependiendo del nivel, incluso la versión «inicial» puede ser difícil. Hazlo de pie: colócate frente a una pared, apoya las manos en ella con los brazos extendidos y flexiona los codos acercando el tronco a la pared para luego regresar a la posición inicial, extendiendo los codos. Poco a poco puedes pasar de hacer el ejercicio en la pared a hacerlo apoyándote en una mesa o una silla, de forma que la flexión cada vez sea más inclinada, hasta llegar a poder hacerla en el suelo.

La flexión es un *push* de brazos y un ejercicio vital para ganar fuerza en los brazos, hombros, pectorales, espalda y abdomen.

4. Remo

Para este ejercicio necesitarás coger un peso, como unas mancuernas o una mochila cargada. Colócate de pie, con la pierna derecha delante y la izquierda detrás. Flexiona un poco ambas rodillas e inclina el tronco hacia delante. Desde esta posición, coge el peso con la mano izquierda y flexiona el codo hacia arriba y hacia detrás, como si quisieras acercar el peso a tu cadera. Después repite el ejercicio colocando la pierna izquierda delante y con el peso en la mano derecha.

Sobrecarga progresiva: este ejercicio ya es inestable por sí mismo, pero puedes aumentar aún más la dificultad incrementando paulatinamente el peso con el que trabajas.

El remo es un *pull* de brazos y un ejercicio fundamental para ganar fuerza en los brazos, hombros, espalda y parte posterior.

5. Rotación en plancha

Colócate en posición de plancha y levanta el brazo derecho hacia el techo al tiempo que rotas el tronco hacia la derecha. Desde ahí, rota el tronco hacia la izquierda e introduce el brazo derecho por debajo del izquierdo. Repite el ejercicio con el brazo izquierdo.

Con la rotación en plancha se fortalece la musculatura rotadora (oblicuos).

6 Inclinación lateral

Colócate en posición de zancada al suelo (hincando una rodilla) con la pierna derecha delante. Desde esta posición, pon los brazos en cruz e inclina la columna hacia un lado y luego hacia el otro. Hazlo también con la pierna izquierda delante.

Este ejercicio fortalece la musculatura profunda abdominal y espinal.

7. Supermán

Túmbate boca abajo con los brazos estirados hacia delante. Desde esta posición, eleva el tronco, los brazos y las piernas, y vuelve a la posición de reposo. Evita arquear la lumbar; en su lugar, imagina que alguien te coge de las manos y los pies y tira en direcciones opuestas: de esta manera subirás extendiendo toda la columna en lugar de arqueando la lumbar.

Este ejercicio fortalece músculos de la espalda como los multífidos y erectores espinales, que se activan para elevar el tronco.

8. Flexión de tronco

Tumbado boca arriba, eleva los pies del suelo y coloca las rodillas a la altura de las caderas formando un ángulo de noventa grados con las piernas. Desde esta posición, coloca los brazos flexionados detrás de tu cabeza y eleva el tronco. Mantén 2-3 segundos el tronco flexionado y baja lentamente apoyando vértebra a vértebra. Evita subir tirando del cuello, e inicia el movimiento desde el tronco. No permitas que el abdomen salga hacia fuera, mantenlo activo llevando el ombligo hacia la espalda.

Este ejercicio fortalece los rectos, que se contraen para flexionar el tronco.

9. Círculos por encima de la cabeza

Colócate de pie y coge una mancuerna o un peso con las manos. Pasa el peso por detrás de la cabeza dibujando un círculo completo, en una dirección y luego en la otra. El objetivo es que mantengas el tronco estable cuando el peso rota en torno a tu cabeza, y que evites que torsiones, inclines o arquees la columna.

En este ejercicio se trabaja toda la musculatura en su función de estabilizadora, ya que se evita que el tronco se mueva cuando el peso lo rodea.

Ejercicios para fortalecer las manos

¡Ay, las manos! Cada vez las usamos menos, y por ello, cuando hacemos planchas o cargamos peso al hacer ejercicios, a veces las sentimos debilitadas.

Te dejo a continuación algunas prácticas para que aprendas a fortalecerlas en el día a día, ¡y así te puedan seguir el ritmo en tu entrenamiento!

1. SÍ y NO y rotar con la muñeca

Agarra un palo de escoba por el centro y estira el brazo colocando el palo en posición paralela al suelo. Desde esta posición, mueve la muñeca arriba y abajo como si dijeras SÍ. Después haz un movimiento con la muñeca de derecha a izquierda como si dijeras NO. Por último, rota la muñeca hacia dentro y hacia fuera.

Puedes agregarle más carga haciendo estos ejercicios con una pesa de 1-3 kilos. Haz unas 10-15 repeticiones de cada ejercicio con las dos manos.

2. ¡Cuélgate!

Para este ejercicio necesitas una barra (como las que hay en parques de calistenia) o una puerta. Agárrate a la barra y separa los pies del suelo, manteniéndote colgado. Aguanta en esta posición todo lo que puedas. Poco a poco, irás ganando fuerza para mantenerte y, si quieres, ¡cuélgate solo de una mano!

Este es el movimiento fundamental que usamos durante millones de años..., pero que hemos olvidado en la actualidad. Pasamos de colgarnos de los árboles a no aguantar nuestro propio peso, pero es un movimiento vital para recuperar un cuerpo más humano. Este ejercicio te ayudará a ganar fuerza en las manos, y también en los hombros, brazos y espalda.

3. Agarre de precisión

Coge una pelota pequeña (una de tenis, por ejemplo) con el dedo pulgar e índice y apriétala con ambos dedos estirados. Después cógela con el pulgar y el corazón y apriétala de nuevo. Después hazlo con el pulgar y el anular y, por último, con el pulgar y el meñique. Haz unas 10-15 repeticiones cada vez.

4. Separar el agarre de precisión

Introduce los dedos pulgar e índice en la goma elástica de un calcetín y sepáralos con fuerza, venciendo la resistencia de la goma. Después hazlo con el pulgar y el corazón, con el pulgar y el anular y con el pulgar y el meñique. Haz unas 10-15 repeticiones cada vez.

5. ¡Lanza!

Entrelaza dos calcetines, como haciendo una bola; agárrala fuerte con la mano y lánzala contra una pared. Ayúdate de tu cuerpo: coloca un pie delante de otro, torsiona el tronco, impúlsate con las piernas y estira el brazo.

Si estás al aire libre, no pierdas la oportunidad de tirar una piedra al río o lanzar un palo a la pradera. ¡Qué poco lanzamos! Y, sin embargo, ¡sienta superbién hacerlo!

7

FLEXIBILIDAD CON EL CUERPO Y EN LA VIDA

> Vacía tu mente, se amorfo, moldeable como el agua. Si pones agua en una taza, se transforma en taza; si la pones en una botella, se transforma en botella; si la colocas en una tetera, se transforma en tetera. El agua puede fluir o puede golpear. Sé cómo el agua, amigo.
>
> BRUCE LEE (1971)

Si tuviera que escoger una capacidad del ser humano, me quedaría con ella: la flexibilidad. De todas las capacidades del cuerpo (fuerza, resistencia, equilibrio...), la flexibilidad es clave. Y no solo me refiero a la capacidad física, sino también a la actitud, a la flexibilidad como forma de vida. A eso se refería Bruce Lee cuando animaba a ser como el agua, a ser moldeables.

Ser flexible significa adaptarse al medio, asumir los cambios que vengan, sin oponerse a ellos, buscando la manera de sobrevivir. Adaptarse es sinónimo de flexibilidad, pues algo flexible es algo que se ajusta a cada situación.

Ser flexible es una cualidad clave, pues vivimos en un escenario imprevisible: la vida. La flexibilidad te puede ayudar a encarar mejor las frustraciones, las preocupaciones y el dolor.

Lo contrario a la flexibilidad es la rigidez, tanto del cuerpo como de la actitud. Cuando eres rígido contigo mismo, quieres tenerlo todo bajo control, te decepcionas rápidamente y no encuentras salida si el plan A no sale como esperabas. Sin embargo, si eres flexible contigo mismo, aceptas que es imposible controlar cada detalle, asumes que los resultados son relativos y buscas un plan B, C, D… y los que hagan falta.

Ser flexible es clave para tener un cuerpo más disponible y cómodo, pero ser flexible también es vital para vivir con más optimismo, e incluso un poquito más feliz.

Homo sentadus

Un equipo de investigación de la Universidad de Massachusetts ha encontrado una nueva especie de homínidos: el *Homo sentadus.* Esta especie se caracteriza por pasar gran parte del día sentada mirando pantallas, su columna parece una joroba de camello, casi no llega a tocarse los dedos de los pies y cuando se agacha grita: «¡Ay!».

No te habrás creído lo anterior, ¿verdad? Aunque cada vez nos vamos pareciendo más al *Homo sentadus*. Durante millones de años el ser humano ha adaptado su anatomía para caminar. De hecho, un cambio fundamental en este sentido se dio con el *Homo erectus* (que por su nombre puede parecer que fue el primero en ponerse erguido, pero no, en realidad se llamó así porque, a diferencia de homínidos anteriores, este era más «esbelto»: tenía las piernas más largas y los brazos más cortos, y era más parecido a los humanos actuales). Pero volviendo a la distopía del

Homo sentadus, ¿somos los únicos en sentarnos? ¡Pues claro que no!

Desde Lucy hasta el ser humano actual, hemos buscado formas de descansar: nos hemos tumbado en el bosque, acurrucado en la rama de un árbol y, sí, también nos hemos sentado. Pero no siempre nos sentamos en sillas: durante millones de años lo hicimos en cuclillas, sin necesidad de aparatos. Por los estudios de sus huesos y su biomecánica, sabemos que nuestros ancestros se sentaban en cuclillas, incluso apoyando los talones en el suelo sin ninguna limitación. ¡Ay, eso que hacemos en la infancia sin problemas, cuando nos hacemos mayores parece cada vez más complicado! ¿Por qué ahora nos cuesta tanto? En la naturaleza no vemos a ninguna especie sentada ocho horas mirando una pizarra o un ordenador, ¿verdad?

¿SABÍAS QUE...?

El uso de la silla es tan antiguo como las primeras civilizaciones. Se han encontrado sillas de más de cinco mil años en tumbas egipcias y aparecen representadas en numerosas pinturas y esculturas de muchas culturas, desde los griegos a los mayas. La diferencia es que su uso no estaba tan extendido. Las sillas eran utilizadas por quienes ostentaban el poder y por las clases altas de cada sociedad. Un ejemplo son los faraones egipcios, que usaban sillas mientras que los escribas reales se sentaban en el suelo.

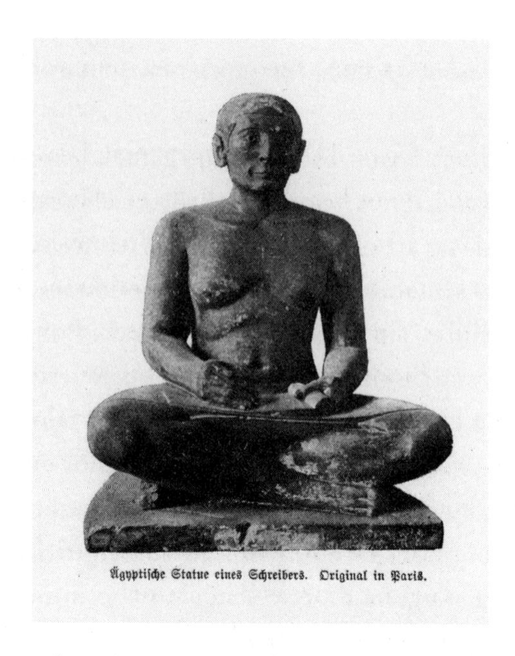

Ägyptische Statue eines Schreibers. Original in Paris.

Célebre escultura egipcia conocida como El escriba sentado, *que representa a un hombre sentado en el suelo con las piernas cruzadas mientras realiza su labor de funcionario real. Obra datada en el 3.000 a. C.*

¡Sentarse en el suelo es un gran seguro de vida! Basta con hacer la prueba: sentarse en el suelo requiere de una buena movilidad en las caderas, la espalda, las rodillas y los tobillos. También es necesario tener fuerza en la musculatura profunda de la espalda, para mantenerse erguido sin tensión, y en las caderas, para levantarse sin esfuerzo ni ayuda de las manos. Pero cada vez más personas, y desde más jóvenes, se sienten incómodas e incluso doloridas sentándose en el suelo.

Esto es porque, con la estandarización de la silla, en Occidente hemos perdido la costumbre de sentarnos en el suelo. Sin embargo, muchas culturas orientales todavía lo hacen o, al menos, en banquetas más bajas que les permiten mantener una mejor movilidad hasta edades más avanzadas. De hecho, todas las tribus que perviven en la actualidad, desde las africanas a las amazónicas, se sientan en el suelo y en cuclillas, ¡sin ninguna limitación! Y esto mantiene su cuerpo fuerte y flexible, de generación en generación.

¡Somos *Homo sapiens*, no *Homo sentadus*! No estamos hechos para pasarnos la vida en sillas. Los problemas posturales y la reducción de la flexibilidad es la factura que pagamos por días interminables sentados ante un ordenador, ocio repleto de sillas y entretenimiento de veinticuatro horas pegados al móvil haciendo *scroll*. Deberíamos replantearnos si el modelo de vida actual es un formato digno y saludable para el homínido que somos, en lugar de continuar asumiendo el costoso y negativo impacto que tiene para nuestra salud.

Para cambiar esta situación, es clave reducir el tiempo que pasamos en sillas. Al sentarnos en una silla, la cadera y las rodillas se colocan a noventa grados, una posición que, mantenida durante mucho rato, acaba reduciendo la movilidad de la cadera, las rodillas y la columna. Sin embargo, si nos sentamos en el suelo o nos ponemos en cuclillas, el ángulo de noventa grados se cierra y aumentamos la movilidad entre las articulaciones. Comienza a pasar más tiempo sentado en el suelo o en asientos más bajos, ya sea trabajando, comiendo ¡o leyendo! Si te cuesta sentarte en el suelo, coloca un taco o una pequeña elevación como unos cojines en la cadera; así, el ángulo será menos cerrado y poco a poco irás sintiéndote más cómodo en esta posición.

Y vuelve a ponerte de cuclillas: para recoger algo del suelo o para descansar unos instantes. Esta es la posición de descanso de simios, bebés y de gentes de muchas tribus y culturas. También lo era de nuestros ancestros… ¡Vuelve a usarla!

Si trabajas en una oficina, es probable que te sea más difícil sentarte en el suelo o ponerte en cuclillas. Valora en qué momentos puedes evitar las sillas y moverte más: quizá en la pausa del café, en lugar de quedarte sentado charlando, puedes aprovechar para caminar o hacer unos pequeños movimientos. ¡Tus huesos y tu corazón te lo agradecerán!

«Li flixibilidid is cisi di mijiris»

Si no lo has entendido bien, te lo traduzco: «la flexibilidad es cosa de mujeres». Pero si lo dices todo con la letra *i* y te imaginas a alguien con cara de burla, se entiende mejor el chiste. De hecho, yo me lo imagino meneando la cabeza de lado a lado.

Socialmente, al menos en Occidente, tenemos aceptada la idea de que la flexibilidad es cosa de mujeres. Pero, curiosamente, en Oriente esta capacidad siempre se ha relacionado con disciplinas masculinas. Como ejemplo, tenemos el yoga y sus célebres maestros, que desafiaban los límites del cuerpo con sus posturas imposibles. Pero también el kungfú, el kárate u otras artes marciales se deleitan con posiciones tan flexibles como se puedan imaginar. Y precisamente estas técnicas fueron enseñadas durante siglos por hombres, de maestro a aprendiz. Entonces, ¿por qué ahora la flexibilidad es cosa de mujeres?

La mujer fue excluida de la práctica deportiva hace muchos siglos, y su participación se redujo a aquellas disciplinas más estéticas, como la danza o la gimnasia artística.

Esta división llegó hasta mediados del siglo xx, porque por entonces el ideal de mujer no era verla cogiendo pesas, sino haciendo gráciles movimientos.

Mientras que los hombres tenían como referente a figuras parecidas a Arnold Schwarzenegger e iban al gimnasio a hacer pesas, las mujeres, en el caso de que se ejercitaran, lo hacían en casa, haciendo sutiles estiramientos. Todo aquello que en Occidente resuena a flexibilidad era casi exclusivamente femenino.

Y, de hecho, no hace falta irnos tan atrás: en pleno 2024 se están tratando de abrir ciertas categorías deportivas, como la natación sincronizada o la gimnasia artística, a los hombres y, en muchos casos, los que se animan a ello se enfrentan a la rancia opinión pública y al acoso en redes sociales, simplemente por hacer movimientos flexibles con su cuerpo.

Así, mientras en Oriente la flexibilidad era una capacidad profundamente masculina, en Occidente se convirtió en «cosa de mujeres».

Solo algunos hombres, como el actor Jean-Claude Van Damme, se atrevieron a desafiar ese cliché (visualícese el famoso *split* del actor) bebiendo de las artes marciales. Pero estas posturas, consideradas «femeninas», es decir, delicadas, etc., llevadas a cabo por corpulentos hombres se convertían en muestras de fuerza... ¿Qué ironía, no?

Todos nacemos flexibles

Seguro que has escuchado decir a alguien «Es que yo soy un palo», o puede que incluso seas tú quien lo diga. ¡Pero la realidad es que todos nacemos flexibles!

Todos los bebés nacen con una gran movilidad articular y flexibilidad en los tejidos que les permite hacer una sentadilla profunda con comodidad, agarrarse los dedos de los pies ¡y llevárselos a la boca! y colocarse en posturas que a ojos de un adulto son «solo posibles para gente flexible».

En realidad, no son flexibles, son naturales.

El concepto «flexible» parece exclusivo, limitante, suena a que algunos nacen flexibles, como si fuera un don. Pero la flexibilidad es algo innato.

La pregunta es: **¿qué hacemos después, cuando crecemos, para dejar de ser flexibles? Exacto: ¡dejamos de movernos!** Dejamos de movernos y de usar esas posiciones, porque si subimos la pierna por encima de la mesa nos riñen, porque, desde pequeños, pasamos ocho horas sentados ante nuestros pupitres en el colegio, porque poco a poco vamos haciendo cada vez menos uso de nuestro cuerpo.

Y, por si todo eso fuera poco, la mayoría de las personas que entrenan la fuerza o llevan a cabo actividades similares realizan ejercicios en rangos de movimiento cortos, lo cual no mejora la flexibilidad en absoluto, sino que la reduce.

DESMONTANDO MITOS

Es cierto que hay diferencias entre la flexibilidad de los hombres y de las mujeres. Nosotras tenemos más estrógenos, los cuales facilitan el desarrollo de la flexibilidad, ¡pero esto no nos convierte de inmediato en contorsionistas del Circo del Sol!

El hecho de que tengamos más estrógenos se asocia con nuestra capacidad de dar a luz: en el momento del parto se produce un cambio hormonal que permite que la musculatura del suelo pélvico y de la cadera se expanda. Basta con ver cómo se abre el canal vaginal en el momento del parto y compararlo con su tamaño habitual. Sin embargo, esta ayuda hormonal a la hora del parto no se produce en otros momentos de la vida. No experimentamos ese cambio hormonal cuando estamos estirando e intentamos tocarnos los dedos de los pies.

Las mujeres también nos pasamos la mayor parte del día sentadas desde pequeñas, y ello hace que, al igual que los hombres, perdamos flexibilidad.

A esto se le suma un factor cultural. En términos biológicos y evolutivos existe diferencia entre la selección natural y la selección cultural.

La primera de ellas premia a las especies que llevan a cabo ciertas prácticas para sobrevivir (por ejemplo, los pájaros macho suelen tener coloridos plumajes y llevan a cabo danzas para llamar la atención visual de las hembras y no pasar desapercibidos).

Sin embargo, el ser humano no solo responde a la selección natural, sino también a la selección cultural, que es el resultado de la adaptación a ciertas prácticas cuyo origen no está en la naturaleza, sino en la sociedad. En nuestro caso, y poniendo el ejemplo contrario al de los pájaros macho, la masculinidad de los últimos tiempos ve imposible bailar para llamar la atención de sus parejas... Esto es producto de una selección cultural, promovida por milenios de sociedades humanas con sesgo misógino. Y con la flexibilidad ocurre lo mismo.

En Oriente, la flexibilidad ha sido históricamente más masculina por selección cultural, mientras que, en Occidente, se llevó la etiqueta de femenina.

La selección cultural afecta tanto como la selección natural: si culturalmente a las niñas se las anima a estar en contacto con actividades como la danza, el yoga o cualquier otra que utiliza la flexibilidad, obviamente, sus cuerpos mantendrán mejor esta capacidad en la adultez. Por el contrario, a los niños no se les suele relacionar con disciplinas como las anteriormente mencionadas, por lo que es normal que, sin práctica, sus cuerpos sean menos flexibles.

Al margen de los límites de la selección cultural, la flexibilidad es una capacidad que todas las personas deberíamos trabajar, ya que, desgraciadamente, la perdemos cada vez a edades más tempranas. Ser flexible es útil para el día a día: nos hace falta, por ejemplo, para poder cortarnos las uñas de los pies o para ponernos crema en la espalda sin pedir ayuda...

Preguntas frecuentes sobre la flexibilidad

1. ¿Movilidad y flexibilidad son lo mismo?

Movilidad y flexibilidad son cosas diferentes, pero se retroalimentan entre sí: la movilidad es la capacidad de mover una articulación, mientras que la flexibilidad es la capacidad de estirar un tejido.

Si lo recuerdas, en el capítulo 2 hicimos ejercicios de movilidad (y estabilidad) articular. Pero los movimientos no se logran únicamente por la acción de una articulación o un músculo, sino por el trabajo en equipo de los dos.

Para entenderlo, veamos cómo es tu flexión de hombro: extiende el brazo hacia arriba y, desde esa posición, llévalo hacia detrás todo lo que puedas.

Podemos hacer este movimiento porque la articulación de hombro se moviliza y los músculos que están encima participan. La musculatura que está detrás del hombro hace fuerza para tirar del brazo hacia atrás, mientras que los músculos del hombro que están por delante, como el pectoral, se estiran para llevar el brazo atrás.

En definitiva, **sería imposible tener movilidad en las articulaciones sin tener flexibilidad en los tejidos y, al revés, sería imposible tener flexibilidad en los tejidos sin tener movilidad en las articulaciones.**

2. Estiro, pero no mejoro mi flexibilidad. ¿Por qué?

Hemos mencionado la palabra «estirar» en alguna ocasión, pero ¿es lo mismo estirar que hacer ejercicios de flexibilidad? No del todo.

Muchas personas dicen que estiran, pero no aumentan su flexibilidad. Normal, porque ¡son cosas completamente distintas!

Estirar un músculo ayuda a relajar su tono, por ejemplo, después de ejercitarlo o si esta tenso. Pero para aumentar la flexibilidad no vale solo con estirar.

Para mejorar la flexibilidad debes aumentar la movilidad de las articulaciones que intervienen en el movimiento, así como ganar fuerza y flexibilidad al mismo tiempo en los músculos que asisten al gesto. Por ejemplo, muchas personas estiran los isquiotibiales, pero su flexibilidad no mejora. En realidad, para ganar flexibilidad, deberían aumentar la movilidad de la cadera, así como la flexibilidad de las piernas y la cadera.

3. ¿Y si soy hiperlaxo?

Cuando hablamos de flexibilidad, nos referimos a ser elásticos. Algo es flexible o elástico cuando se estira y después vuelve a su posición inicial. Todo lo contrario a la hiperlaxitud: los tejidos no vuelven a su posición inicial, sino que se quedan estirados de forma continua.

Las personas hiperlaxas tienden a tener un rango de movimiento excesivo en las articulaciones que suele estar acompañado de un bajo control muscular para sostener los tejidos, lo que a veces aumenta el riesgo de lesión tanto entrenando la fuerza como haciendo estiramientos. Por ello, en caso de hiperlaxitud, lo más conveniente es centrarse en controlar la hipermovilidad y la falta de control muscular con trabajos de estabilidad articular y de flexibilidad activa.

4. ¿Si estiro pierdo fuerza?

¡Este es un mito muy extendido! Mejorar tu flexibilidad no solo no te hará perder fuerza, ¡sino que te ayudará a mejorar tu rendimiento en fuerza!

Esto, que al principio parece contradictorio, es muy simple: cuanta mayor movilidad articular y flexibilidad tengas, podrás realizar ejercicios de fuerza en posturas con mayor amplitud. Imagina que estiras una banda elástica y la sueltas para que regrese con fuerza. Cuanta menos distancia la estiras, con menos fuerza vuelve. Cuanta más distancia la estiras, con más fuerza golpea al regresar a su posición inicial.

Veamos otro ejemplo: si tienes poca flexibilidad, solo podrás hacer sentadillas muy altas con poca demanda de fuerza, pero si aumentas tu flexibilidad, podrás hacer sentadillas más profundas, para las que necesitas más fuerza al subir. **Aumentar la flexibilidad mejora el rendimiento de fuerza y al revés. Entrenar la fuerza permite ganar una flexibilidad segura y funcional.**

5. ¿Para ganar flexibilidad debo entrenar la fuerza?

Rotundamente, ¡sí! En la flexibilidad, no todo es relajarse. Cuando escuchamos la palabra «flexibilidad», pensamos en posturas relajantes, pero en realidad, para ampliar los rangos de flexibilidad, tenemos que aplicar fuerza.

Para entenderlo, hagamos un experimento: imagina que se te ha caído algo al suelo. Agáchate rápido para recogerlo. ¿Has sentido un tirón en la parte posterior de las piernas al agacharte tan rápido? ¡Acabas de conocer a tu reflejo miotático! El cerebro activa el reflejo miotático cuando estiras una parte del cuerpo más de lo habitual, de forma rápida y descontrolada para evitar que los tejidos se rompan o lastimen. Ese tirón es una contracción involuntaria, ya que el cerebro percibe que la musculatura está estirándose y la contrae. Pero se puede «engañar» al cerebro y aprovechar este reflejo para mejorar la flexibilidad. Mira cómo:

Hagamos otro experimento: siéntate en el suelo con las piernas estiradas y trata de tocarte los pies. No hace falta que llegues, simplemente alarga los brazos hasta donde puedas. Ahora aprieta fuerte los muslos y verás cómo, de repente, puedes llevar los brazos unos centímetros más adelante sin tanta molestia. Acabas de hackear al reflejo miotático. Te lo explico: cuando creías que habías llegado a tu tope, en realidad era el reflejo miotático contrayendo la parte posterior de tus piernas para protegerte. Pero el cerebro solo puede contraer un músculo cada vez... Así que, si le envías la señal de contraer el muslo (la parte anterior de la pierna), tiene que aflojar la contracción de la zona posterior. De esta manera, puedes estirar más sin molestia y de forma segura, pues estás contrayendo la musculatura al mismo tiempo que la estiras. Ahora entenderás por qué estirar relajadamente no va a aumentar la flexibilidad. ¡Es necesario hacer fuerza!

Como ves, hay ejercicios de flexibilidad activos y pasivos. Activos son aquellos en los que contraes la musculatura (por ejemplo, como cuando has hackeado al reflejo miotático contrayendo el muslo) y pasivos son aquellos que haces tratando de relajar la musculatura. Los dos son importantes, porque uno permite ganar flexibilidad en posiciones de fuerza y los otros en posiciones de relajación.

Ahora puedes continuar investigando tu cuerpo, no solo estirando, sino también buscando nuevas posibilidades para mejorar tu flexibilidad. La flexibilidad es creativa: explora nuevas posturas donde aplicar los principios y permite que se abran nuevos espacios en tu cuerpo.

Ejercicios para mejorar la flexibilidad

Estos ejercicios (así como todos los demás propuestos en este libro) son una inspiración. En un volumen es imposible hablar de todos los ejercicios; comparto contigo la información básica y algunos ejemplos para que puedas seguir creando tu vida en movimiento, pero con más seguridad y conciencia.

Podemos estirar uno a uno cada músculo, ¡pero sería infinito!, porque tenemos muchos músculos. Por ello, te propongo unos estiramientos por cadenas musculares. Las cadenas musculares son la agrupación de diferentes músculos en una serie. Lo entenderás muy fácil. Por ejemplo, tenemos la cadena posterior: que va desde el talón a los gemelos, isquiotibiales, glúteos, espalda, y hasta el cuello. Al contrario, tenemos la anterior: va desde el empeine, pasando por tibiales, cuádriceps, músculos ventrales como el psoas o abdomen, pectorales y hasta el cuello. Estas series funcionan en equipo: cuando una se contrae, la otra se estira. Por ejemplo, cuando estiramos la cadena posterior, se contrae la anterior, y al revés.

Estirar por cadenas musculares es interesante porque ayuda a mejorar la flexibilidad de músculos y del tejido fascial al mismo tiempo.

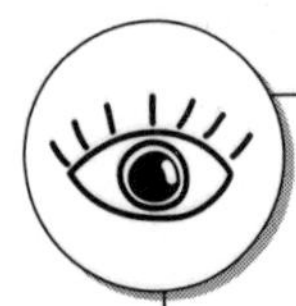

Antes de realizar los ejercicios...

- Preferiblemente, evita este tipo de ejercicios al despertar; por la noche has pasado bastantes horas sin moverte, y lo más interesante no es estirar los tejidos, sino movilizar las articulaciones. (Para ello puedes hacer ejercicios como los del capítulo 2).
- Puedes hacer estos ejercicios después de cualquier actividad física para relajar el tono muscular.
- Mantén cada posición 20-60 segundos mientras respiras por la nariz.

1. Zancada e inclinación lateral

Colócate en zancada al suelo (hincando una rodilla), con la pierna derecha delante. Adelántala ahora un poco más, para poder bajar la pelvis hacia el suelo. Desde esta posición, inclina el tronco hacia la izquierda y alarga el brazo estirado también hacia el lado izquierdo. Luego hazlo del otro lado.

2. Plegado

De pie, flexiona ligeramente las rodillas y dóblate hacia el suelo. Mantén las rodillas un poco flexionadas, y empuja con los pies y las manos el suelo. Si no llegas a tocarlo, no pasa nada, mantén la intención para activar la musculatura.

3. Apertura de cadera

Tumbado boca arriba, junta las plantas de los pies flexionando las rodillas y dejándolas caer hacia los lados. Mantén la apertura de las caderas mientras el sacro y la espalda están bien apoyados en el suelo. Puedes estirar los brazos por encima de la cabeza.

4. Rodillas al pecho

Tumbado boca arriba con las piernas flexionadas, cruza la pierna derecha por encima de la izquierda y mantén la rodilla apuntando hacia la derecha. De esta forma abres la cadera hacia la derecha. Después, acerca las dos piernas al pecho ayudándote de las manos. Cuando acabes, repítelo pero del otro lado.

5. Torsión boca arriba

Tumbado boca arriba con las piernas estiradas, cruza la pierna derecha por encima de la izquierda y mantenla flexionada. Empuja con la mano izquierda la rodilla derecha en dirección al suelo, mientras la espalda y los hombros siguen bien apoyados en el suelo. Puedes alargar el brazo derecho hacia la derecha para intensificar el estiramiento en cadena. Luego hazlo del otro lado.

6. Bolita

De rodillas en el suelo, lleva tus caderas hacia los talones y apoya la cabeza en el suelo. Coloca los brazos hacia atrás, relajados, y forma una bolita con todo el cuerpo.

8

COME COMO UN HUMANO

> En un lugar de la Mancha, de cuyo nombre no quiero acordarme, no ha mucho tiempo que vivía un hidalgo de los de lanza en astillero, adarga antigua, rocín flaco y galgo corredor. Una olla de algo más vaca que carnero, salpicón las más noches, duelos y quebrantos los sábados, lentejas los viernes, algún palomino de añadidura los domingos, consumían las tres partes de su hacienda.
>
> MIGUEL DE CERVANTES, *Don Quijote de la Mancha* (1605)

Estas palabras, o al menos las de la primera frase, están grabadas en nuestra mente. La historia de nuestro querido Quijote, loco o soñador, es un hito en la literatura universal. Sabemos quién era este hombre que confundía molinos con gigantes, pero ¡pocos se acuerdan de qué comía! Siglos después, todavía reconocemos los platos en los que se dejaba su hacienda. Como a nuestro más querido hidalgo, ¡también me gustan las lentejas!

Pero no vamos a hablar de gustos, porque para gustos, ¡los sabores! Vamos a hablar de comida. Ya nos hemos movido bastante y hemos hecho hambre… Así que en este capítulo vamos a cuestionarnos algunas cosas para aprender a comer como humanos.

El menú de nuestros ancestros

¿Qué deberíamos comer? Menuda pregunta. Vivimos acribillados a métodos, dietas, tendencias... ¿Me hago vegetariana? ¿O carnívora? ¿Será mejor seguir la dieta keto? ¿O la paleo? Habrás notado que cada vez las posiciones alimentarias son más polarizadas y contradictorias: escuchamos discursos de que la salud eterna nos llegará cuando seamos exclusivamente veganos... O carnívoros. Ya no sabes qué hacer. ¡Qué no cunda el pánico!

La alimentación está apenas investigándose, y cada día los estudios aportan nuevas visiones, por lo que no voy a proponer una tendencia concreta. Vamos a analizar la evolución de la alimentación para sacar algunas conclusiones. En la actualidad, la alimentación se ha convertido en una guerra: «Soy carnívoro», «Soy vegano»... Creamos mundos irreconciliables. Hasta día de hoy siempre me he considerado omnívora (como de todo), pero mi marido es vegetariano desde que lo conocí en la veintena. Ha llovido desde entonces. Y muchas personas nos preguntan: ¿Y cómo coméis? ¿No discutís? ¿Cómo lo gestionáis? Les parece increíble que podamos convivir. Pero en realidad es fácil... Luego volvemos a este tema.

Retomando la primera pregunta: ¿qué deberíamos comer? Para responderla, hemos de hacernos antes otra: ¿qué comían nuestros ancestros? Estoy segura de que pizza con beicon no.

Pero ¿comían tomates? ¿Y lácteos? ¿Y cereales? ¿Y carne? Veámoslo.

Para comprender la alimentación de una especie, hay que observar su tubo digestivo. Las digestiones de los herbívoros son más lentas, ya que las plantas que consumen contienen tejidos muy fibrosos, como la celulosa, que son más difíciles de masticar y digerir. Sin embargo, la carne es mucho más rápida y fácil de digerir, por lo que los carnívoros tienen un tubo digestivo más corto. La mayoría de grandes simios son herbívoros, pues se alimentan a base de plantas, mientras que otras especies como los chimpancés son omnívoros, e incluyen en su dieta semillas, huevos y, en el caso de la carne, procedente de insectos, pequeños vertebrados, mariscos o cualquier carroña que encuentren. Los *Australopithecus* ya tenían el tubo digestivo largo, por lo que Lucy era vegetariana: comía plantas y frutos. Fue a partir del *Homo erectus* cuando se incorporó la carne de animales grandes al menú, gracias a que ya fabricaban herramientas con las que cortar y preparar mejor la carne, y el tubo digestivo se hizo más corto.

El tubo digestivo de nuestra especie ha tenido variaciones a lo largo de millones de años. Pero hubo otro cambio significativo: cocinar la comida. Con el fuego, los alimentos se volvieron más digestibles y el tubo digestivo se redujo aún más. Nos adaptamos biológicamente a aquello favorable en cada situación. Muchas especies, como los animales domésticos, pueden comer la carne cocinada o cruda, sin que se vea afectada su salud. Sin embargo, nosotros ya no: digerimos peor la carne cruda. Si nuestras mascotas pasaran varios millones de años comiendo alimentos cocinados, probablemente también acabarían adaptando su tubo digestivo. Además, digerir la carne cocinada consume menos calorías que digerirla cruda. Y en condiciones difíciles como aquellas en las que vivía el *Homo erectus*, ¡cuánto menos gasto energético, mejor! Nunca se sabía cuándo iban a tener que usar su energía.

Otro detalle que debemos observar son los dientes. Hasta los *Australopithecus*, la dentadura se parecía más bien a la de un chimpancé o a la de un simio, con dientes grandes y esmaltados para triturar plantas fibrosas. Sin embargo, a partir del *Homo erectus* se redujeron las muelas, los colmillos y la capa de esmalte que protegía los dientes, puesto que la carne cocinada requería menos masticación que las plantas o la carne cruda. Y, como ya hemos dicho, el cuerpo se adapta a todo lo que sea eficiente.

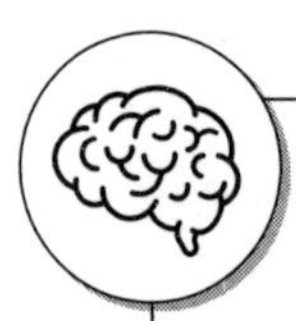

¿QUÉ NOS DICE LA CIENCIA?

Otro factor es la relación entre el consumo de ácidos grasos y el aumento de conexiones neuronales. El ser humano puede sintetizar todos los ácidos grasos excepto dos, los llamados esenciales: el ácido linoleico y el ácido linolénico. Estos ácidos, presentes en la carne, son claves para desarrollar las neuronas, y se cree que, sin ellos, nuestro cerebro no hubiera podido evolucionar cognitivamente. El consumo de carne, además de cerebros, tuétanos, vísceras y muchos mariscos, nos ayudó a mejorar las conexiones neuronales, lo que aumentó el tamaño del cerebro y redujo el de la mandíbula. Todo esto no fue de un día para otro. ¡Para que haya una adaptación, debe producirse un uso generalizado durante muchas generaciones!

Entonces, ¿qué comemos? Ya no quedan homínidos vivos que estudiar, pero sí tribus que han mantenido el modelo de vida cazador-recolector de nuestros ancestros, antes de que dominásemos la agricultura y la ganadería. La sorpresa es que estas tribus suelen obtener la mayoría de sus calorías por medio de la caza, pero con diferencias. No es lo mismo la tribu hazda, que consigue antílopes y que también tiene acceso a alimentos vegetales, que los inuits, que viven en zonas de hielo y su alimentación prácticamente se reduce a la carne. Los primeros están más adaptados a una dieta omnívora, y los segundos a una más carnívora. Nuestros ancestros no comían pizza, pero fuimos adaptándonos para consumir vegetales, carne y hasta cereales o lácteos, como veremos después... ¡De lo que estoy segura es de que no iban al Telepizza!

A diferencia de hace millones de años, nuestra comida no depende del hábitat, sino de varios factores sociales e individuales. La biología es clara: somos omnívoros. Pero el menú ahora responde a objetivos físicos y criterios éticos. Según tus objetivos personales, puedes aumentar, reducir o incluso prescindir de determinados alimentos. Algunos son más calóricos que otros (por ejemplo, los cereales son más calóricos que las verduras). Por ello, hay quienes reducen o incluso descartan los cereales. Pero, además de objetivos físicos, existen decisiones éticas. Hay personas que optan por llevar una alimentación vegetariana o vegana, no porque crean que es la más saludable para un humano, sino porque es su elección para reducir el consumo animal y todo lo que esto conlleva para el planeta.

Volviendo al dilema de mi marido y yo, suelo decir que tenemos el mismo objetivo, pero con planes diferentes: él prescindió del consumo de carne, mientras que yo selecciono la carne que consumo. Comer carne está dentro de nuestra adaptación biológica, pero no lo está la forma que tenemos de hacerlo. Yo, por ejemplo, evito llenar cualquier comida de beicon y no como animales que han sido cebados en mataderos, cuya carne es de pésima calidad. ¿Quién quiere comer un animal que ha sido alimentado de las peores maneras y con patologías metabólicas? Es posible consumir carne y pescado de forma limpia: yendo a fuentes de calidad y evitando la comida basura.

El exceso de comida y, en concreto, de comida basura, es clave para solucionar el problema, ya que esta se sustenta en grandes cantidades de alimentos de baja calidad.

Nuestra relación con el gluten y la leche

Hace unos diez mil años, con la revolución neolítica, el ser humano dejó de ser cazador-recolector y empezó a dominar la agricultura y la ganadería, y esto cambió nuestro menú. Pasamos de consumir fundamentalmente carne, algunas plantas, frutos y semillas, a comer cereales en mayor cantidad. Nuestro genoma (esa cadena de ADN que nos hace humanos) se fijó hace unos cuarenta mil años, y hasta la actualidad no ha tenido apenas modificaciones, incluso con cambios en la dieta como la suma de los cereales. Sin embargo, los cereales que consumían en el antiguo Oriente Próximo no son los mismos que nos encontramos en el supermercado. Muchos cereales y derivados (panes, pastas, harinas, etc.) actualmente tienen una mayor concentración de gluten que antiguamente, y es muy probable que este sea uno de los factores que hace que el aumento de intolerancia al gluten sea cada vez mayor.

Aunque nos hemos alimentado —o mejor dicho sobrevivido— a base de trigo y patata después de traerla a Europa desde América en la Edad Moderna, eso no quiere decir que deban ser la base de nuestra alimentación. La pirámide alimenticia que nos vendieron en los años noventa, en la que se indicaba el consumo diario, y en cada comida, de cereales y el consumo esporádico de carne y pescado, respondía más a los intereses de las industrias alimenticias que a nuestras necesidades como humanos. Consumir cereales —y de mala calidad— es más barato que consumir carne y pescado de calidad. La industria alimenticia sale ganando dinero y nosotros perdiendo salud. Si deseas tomar cereales (lo cual no es necesario fisiológicamente), elige opciones de calidad.

Pero ¿y el dilema de la lactosa? Veámoslo. Los animales mamíferos no consumen leche: somos la única especie que sigue consumiendo leche de adultos. Esto se debe a una particular adaptación cultural. La mayoría de los europeos y pueblos africanos consumen leche desde tiempos prehistóricos, y por eso han generado una adaptación que nos hace tolerantes, a diferencia de culturas como las asiáticas, donde no se consume leche y no hay esa adaptación. ¿Eso quiere decir que todos los europeos toleramos la lactosa? No. ¿Y que todos los asiáticos son intolerantes? Tampoco. Incluso, una persona puede hacerse intolerante o más tolerante a la lactosa con el paso del tiempo. Siempre hay excepciones que se salen de la regla.

Sobrealimentados, pero desnutridos

Somos la primera especie que está sobrealimentada, pero, al mismo tiempo, desnutrida. ¿Cómo puede ser?

Hasta hace cien años había quien estaba sobrealimentado y quien estaba desnutrido. Sin embargo, esta paradoja se hace cada vez más frecuente en los países del primer mundo. ¿La causa? La comida ha pasado de ser una necesidad a convertirse en ocio.

«La historia ocurre dos veces: la primera vez como una tragedia y la segunda como una farsa». Esta conocida cita de Karl Marx me parece una descripción perfecta. Durante miles —¡millones!— de años, al ser humano le ha resultado muy difícil encontrar alimento para sobrevivir. Pero **en la actualidad comer se ha vuelto un pasatiempo. Hemos pasado de un extremo a otro: de la escasez al exceso. Y esto trae consecuencias para la salud y para el planeta.**

Desde hace relativamente poco tiempo tenemos acceso a comida que no solo no alimenta, sino que desnutre y nos intoxica. Los supermercados y la comida basura están llenos de productos que no son en absoluto interesantes nutricionalmente, y que en algunos casos hasta resultan perjudiciales. Estamos ya tan alejados de los alimentos que realmente nutren, que hay tendencias alimenticias que se llaman a sí mismas «reales», como el *realfooding* —ya hemos mencionado antes que en inglés todo se vende mejor—. ¿No resulta irónico que nos vendan alimentos reales? Entonces, ¿qué estábamos comiendo antes? Un ejemplo es la salsa de tomate: puedes hacer salsa de tomate en casa con unos tomates, un poco de aceite y alguna especia o puedes comprar salsa de tomate frito, entre cuyos ingredientes hay más azúcar que tomate. Pero ¿solo el azúcar es el problema de la comida industrial? Ojalá.

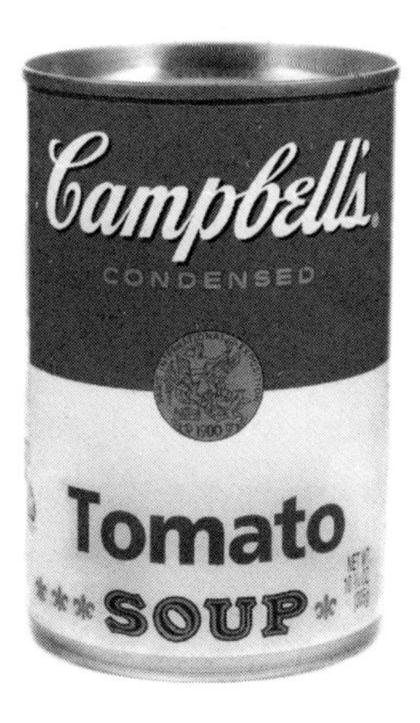

Lata de sopa Campbell, una de las comidas industriales enlatadas más extendidas en la cultura estadounidense durante el siglo XX y en las que el artista Andy Warhol se inspiró para realizar su icónica obra de arte en 1962.

Otro problema de la comida industrial son los procesos altamente complejos a los que son expuestos los alimentos. Un alimento procesado, en sí mismo, no es malo, pero sí hay diferencias. No es lo mismo el pan casero o de un obrador tradicional que el pan de molde del supermercado. Ambos suelen llevar aceites vegetales, pero no es lo mismo calentar aceites vegetales a temperaturas como las que pueden alcanzar nuestros hornos caseros que hacerlo en altos hornos industriales. Cuando el aceite vegetal se calienta a tan altas temperaturas, se rompen sus estructuras moleculares y ello genera otras que nuestro cuerpo no puede asimilar, como las de las grasas trans. Por ello, si vemos en la etiqueta que un producto contiene aceites vegetales como el de girasol, el de palma, etc., no debemos consumirlo.

Y hablando de etiquetas, ¡la lista de químicos que forman la composición de estas cada vez es más larga! Aditivos, colorantes, saborizantes, conservantes y un sinfín más. Muchos son altamente cancerígenos. Esto quiere decir que, en resumidas cuentas, las células no saben qué hacer con todo ello. Cuando un nutriente llega a nuestras células, genera energía y desechos. Sin embargo, hay elementos industriales cuya composición es incomprensible para el lenguaje celular, así que las células no saben qué hacer: ni lo usan, ni lo desechan. Se quedan en nuestro cuerpo, acumulándose, generando alteraciones metabólicas e incluso cancerígenas. Son sustancias que no solo no nutren las células, sino que las intoxican. Ya aprendimos que la sangre transporta oxígeno y nutrientes a nuestras células. Pregúntate qué nutrientes quieres que lleguen a tus células.

Es el dilema entre el alimento y el producto. El alimento es aquello que surge de la naturaleza o que transformamos, de forma casera, en nuestras cocinas. Sin embargo, el producto es el resultado de un cambio industrial que viene ya empaquetado. Además, la industria alimentaria —que podría llamarse la industria de la desnutrición—, como sabe que cada vez hay más personas que se preocupan por su salud y se informan, utiliza la confusión como estrategia, y, por ejemplo, llama «maltitol» al azúcar, o puede llegar a usar otras palabras más complejas.

Los productos alimentarios industriales están tan bien empaquetados, tan bien vendidos y, lo peor, tan normalizados en la sociedad, que negarte a consumirlos te convierte de repente en un aburrido, en un obsesionado con la salud y, en algunos casos, en un loco. Y desgraciadamente estas opciones son la norma: los productos de los supermercados, la mayoría de las cadenas de restaurantes y los pedidos a domicilio tienen una pésima composición. El exceso de opciones de compra, tanto fuera como dentro de casa en un clic, nos ha vuelto dependientes de la comida basura y de sus chutes de dopamina barata. Además, la globalización ha hecho que podamos comer tacos o sushi en cualquier barrio a cualquier hora y que comamos aguacate porque está de moda como si no hubiera un mañana, lo que fomenta un consumismo compulsivo que merma nuestra salud y nuestros bolsillos.

Individualmente no podemos escapar del sistema, eso debemos hacerlo como sociedad, pero lo que sí podemos hacer es expulsar al sistema de nosotros en la medida de lo posible.

Como individuos, tenemos la posibilidad de informarnos, reflexionar y decidir, algo que hace cien años era imposible. Es un poder inmenso que tienes en tu mano. Úsalo.

☞ AQUÍ VA UN CONSEJO

Consejos para hacer mejor la compra:

- Planifica tu menú semanal antes de hacer la compra. Ir al súper e improvisar no es buena idea. Acabas comprando cosas que no son útiles y olvidando lo que necesitas.
- Consume alimentos en lugar de productos. Es decir, busca la fuente del alimento: consume la verdura, en lugar de preparados, o la carne, en lugar de hamburguesas.
- Lee la composición antes de comprar: cuanto más al principio de la etiqueta aparece el ingrediente, quiere decir que está en mayor cantidad. Por ello, evita que en la lista aparezcan en los primeros lugares el azúcar (o el maltitol y derivados) o jarabes de fructosa.
- No compres productos que contengan grasas trans. Las verás en los etiquetados como «grasas total o parcialmente hidrogenadas» y son aceites vegetales como los de girasol, palma, etc.
- Evita siempre que puedas conservantes como el E250 o E211, entre otros.

- Descarta los colorantes químicos, que verás como E más un número que comienza por 1, como E133 (el color azul de bebidas deportivas, que países como Suiza han prohibido por su alta toxicidad) o E110 (el color amarillo que tienen los Doritos, ¡e incluso el Dalsy, la medicina infantil!, y que está prohibido en países como Noruega porque proviene del petróleo)... ¡Tela! En su lugar, utiliza opciones naturales como la cúrcuma, si quieres dar un color naranja a tus comidas, o la remolacha para aportarles un tono rosado.
- Evita saborizantes químicos como el glutamato, que es adictivo y tóxico (lo verás como E más un número que comienza por 6, como E621 o E620), ¡y juega con las especias para dar sabor a tus comidas!
- No todas las nomenclaturas del etiquetado (aunque sean numéricas) son peligrosas. Algunas son productos naturales, pero, desgraciadamente, para desinformar al consumidor, se mezcla lo peligroso con lo no peligroso. En este sitio web puedes consultar todos los componentes, tanto inocuos como tóxicos, y sus efectos adversos: *https://e-aditivos.com/*.
- No te dejes engañar por nuevas trampas de la industria «alimenticia». Habrás visto que muchos productos están catalogados de la A a la E, siendo A «más saludable» y E «menos saludable». La trampa está en que muchos productos bajos en calorías, pero poco interesantes nutricionalmente e incluso llenos de tóxicos como algunos cereales industriales, están catalogados con la A.

Mientras que la mantequilla natural, al ser más calórica, está catalogada con la E... Mejor, mira la composición, en lugar de guiarte por esas tablas.

- No siempre lo «eco» es mejor. Creemos que los productos eco son más saludables, ¡el poder de la publicidad! Hay productos eco que por su composición sí son cualitativamente mejores, pero hay otros que están llenos de químicos, igual que los demás. De nuevo, lee las etiquetas en lugar de guiarte por la palabra «eco».
- Se consecuente con dónde vives o dónde estás. Consume los productos propios de tu región y de la temporada en la que te encuentres. Sandía en verano, naranjas en invierno. Parece lógico, ¡y además así no te aburres de comer todo el año lo mismo!
- Reduce o prescinde del consumo en restaurantes de comida basura o *fast-food*. En su lugar, elige negocios locales, con materia prima de mejor calidad y más *slow*. Lo agradecerá tu salud y la economía de nuestras regiones.
- Minimiza o evita la comida a domicilio, ya sea en tu casa o en la oficina. ¡Cocina y disfruta de lo que comes!

DESMONTANDO MITOS

¿La comida natural es más cara que la industrial? Veamos un ejemplo con un desayuno o *snack*: puedes comprar un paquete de yogures naturales, unos frutos secos, una fruta fresca y hacer tu propio *porridge* por menos de dos euros. El paquete de ocho yogures a 1,50 euros da para una semana, una bolsa de frutos secos de cuatro euros puede durar semanas y puedes comprar una fruta fresca (plátano, por ejemplo) por menos de un euro. O puedes comprar un paquete de *porridge* preparado: solo vienen cuatro unidades, te duran cuatro días y los más baratos cuestan 5,99 euros. ¿Qué prefieres, pagar más por que te lo den hecho y de mala calidad o elegir lo que compras y preparar tus propios alimentos?

El otro día, en el súper, vi una rodaja de salmón a cuatro euros y una barrita de chocolate a cuatro euros también. La comparación es odiosa: la comida basura, teniendo en cuenta su malísima calidad, es muy cara en comparación con la comida natural.

Perezosos hasta para masticar

¿Cuánto tardas en comer? Hay personas que en diez minutos han terminado una comida completa. Muchos simios tardan hasta media hora en masticar una porción de alimento. Con esto no te digo que mastiques cada bocado hasta dormirte, pero sí que mastiques más y mejor. Se dice que la masticación es la primera digestión, porque la realizamos en la cavidad oral, triturando el alimento y preparándolo para digerirlo en condiciones más optimas. La mayoría de los simios se alimenta a base de plantas muy fibrosas, por eso tardan tanto en masticar.

Masticar bien es fundamental si quieres mejores digestiones ¡y más visitas al baño! Pero masticar también afecta a la salud de tus dientes y a la estética facial.

Masticar bien es necesario para desarrollar los músculos masticatorios: si juntas las muelas con fuerza, sentirás cómo se contraen a cada lado de la cara y hasta las sienes. Desarrollar debidamente estos músculos es clave para tener una mandíbula fuerte y ancha donde quepan los dientes alineados, en lugar de mandíbulas estrechas y débiles en las que los dientes acaban apiñados.

Sin embargo, comer cada vez es más fácil. En el siglo XX se estandarizaron las comidas blandas, como purés y preparados que apenas requieren ser masticados. Cuán diferente es masticar pan de molde o pan en barra, o masticar una albóndiga o un filete de carne. En los primeros casos, casi no hay masticación; en los segundos, sí.

De hecho, nos vuelven perezosos para masticar desde muy temprano: muchos bebés son alimentados a base de purés, y esto afecta a su desarrollo en muchos sentidos. Al no masticar, no utilizan los músculos faciales y la mandíbula se queda estrecha, de forma que los dientes acaban apiñados. La masticación también es fundamental en relación con la sensación de saciedad, que no se experimenta de forma significativa cuando se comen alimentos blandos o licuados. Y en el ámbito metabólico, lo que ocurre es que se pueden consumir gran cantidad de calorías sin apenas esfuerzo y sin darnos cuenta cuando se toman comidas licuadas.

Siempre que se pueda, la comida de los niños debe ser sólida al pasar de la leche, ya sea materna o de fórmula, a la alimentación complementaria, para que aprendan a masticar, desarrollen la mandíbula, identifiquen la saciedad y no consuman más de lo que necesitan. Y como adultos, salvo enfermedades que limiten la alimentación, debemos seguir las mismas pautas.

¿SABÍAS QUE...?

Y hablando de masticar... ¡Seguro que has oído hablar del *mewing*! O has visto vídeos en internet de jóvenes marcando mandíbula. ¿De dónde surge esta moda?

John Mew fue un odontólogo de principios del siglo XX que investigó la relación de los dientes con el desarrollo facial de los niños. Observó que aquellos con dientes torcidos tenían una cara y un paladar estrechos, mientras que el paladar y la cara de los que tenían una buena salud dental eran anchos.

Mew ideó un método de readaptación para mejorar la salud oral de los niños: el *mewing*. Esa es la historia, pero... La moda es otra. El *mewing* actual solo toma algunos conceptos del método –llevándolos al ridículo– como masticar chicles extraduros o evitando hablar, promoviendo permanecer en silencio para no separar la mandíbula... Si Mew viera en qué se ha convertido su método, se llevaría las manos a la cabeza. Personalmente, no lo recomiendo por varios motivos: el impacto mayor es en la infancia, cuando el paladar blando todavía puede deformarse, algo que en la adolescencia comienza a disminuir. Apretar los dientes puede provocar mucha tensión en la musculatura masticatoria y facial, lo cual puede generar problemas como bruxismo, cefaleas, etc. ¡Bastante tensión tenemos ya como para provocarnos más! El *mewing* actual es una moda estética, a diferencia del método original. ¡No te dejes llevar por modas!

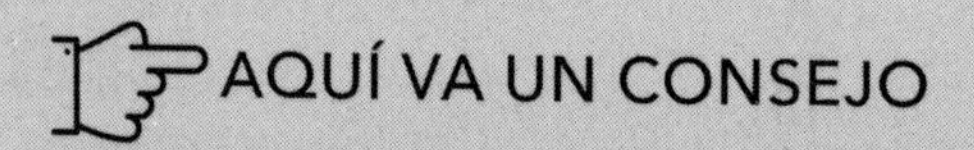

AQUÍ VA UN CONSEJO

Consejos para masticar mejor y comer con calma:

- Revisa qué alimentos consumes de forma blanda y busca su fuente original. En lugar de consumir purés, consume las hortalizas, y come el pescado o la carne real en lugar de barritas, *nuggets*, albóndigas o hamburguesas.
- Mastica más cada bocado: deberías sentir que la comida es una pasta antes de tragártela.
- Mastica por ambos lados. ¡Algunas personas mastican prácticamente solo por un lado!, algo que, además de desgastar los dientes de ese lado más que del otro, hace

que se desarrolle más la musculatura de esa parte de la cara, lo que genera tensión facial.

- No hace falta que hagas cosas extravagantes como el *mewing* ¡o masticar chicle como si fueras una trituradora! Aprovecha cada comida para masticar más y mejor.

La cultura de la dieta

«El lunes entreno para quemar los excesos del fin de semana», «Después de las torrijas empiezo la operación bikini» o «Ya solo falta el roscón de Reyes, y me pongo a dieta» son frases que han marcado nuestra infancia y han destruido nuestra relación con la comida, con nuestro cuerpo y con el ejercicio físico. Comemos y nos sentimos culpables por ello. Después, vemos el ejercicio como el perfecto castigo. Y, así, la cultura de la dieta y la industria del fitnes arruinan nuestra autopercepción.

Durante toda la vida hemos visto la comida como un premio: aquello que me gano de postre, aquello que me merezco después de un día de trabajo, aquello que viene a cubrir una necesidad emocional... Pero la comida es una necesidad, no un premio; necesitamos alimentarnos para tener un cuerpo que nos permita funcionar y una mente clara que lo acompañe. La industria del fitnes lleva décadas mostrándonos imágenes de brócoli con pollo y ejercicio duro como el camino para lograr el cuerpo de tus sueños... Y acabamos vinculando el ejercicio con una tortura, un castigo, cuando deberíamos sentirnos afortunados de poder movernos, de poder utilizar el cuerpo para vivir nuestra vida. **El ejercicio no es un castigo, ¡es una celebración de que estamos vivos!**

La cultura de la dieta ha demonizado cientos de alimentos y nos ha hecho preferir productos tóxicos, pero bajos en grasas, a aquellos naturales más calóricos. Tenemos asociada la palabra «grasa» con algo negativo. Tanto que, cuando hablamos de las grasas presentes en alimentos como los frutos secos, el salmón o las aceitunas, tenemos que añadirles el apellido «saludables» para no temerlas. Las grasas han pasado de ser vitales para el desarrollo neuronal y hormonal a ser repudiadas. ¿Por qué? Porque las hemos asociado exclusivamente a productos industriales como la hamburguesa del McDonald's o los donuts, que son los que sí deberíamos evitar, no aquellos que contienen grasas saludables.

Incluso hay quien defiende que un puñado de frutos secos tiene más grasa que una rebanada de pan con crema de cacao y que, por lo tanto, la segunda opción es mejor para «cuidar la línea». Y sí, ambos productos tienen calorías, como todos los alimentos, pero quizá no deberíamos preguntarnos qué alimento tiene menos calorías, si no qué alimento resulta más nutritivo. Entre las grasas de los frutos secos y la grasa de las cremas de cacao, creo que todos sabemos cuáles son las que debemos elegir.

Otro ejemplo. Suele decirse que la margarina tiene menos grasa que la mantequilla. Cierto. Pero el problema de la margarina es que está hecha a partir de grasas vegetales que en el proceso de elaboración industrial se convierten en grasas trans y, como ya hemos visto, estas son muy perjudiciales. Sin embargo, la mantequilla tradicional de leche, aunque tiene más grasa, no contiene ningún componente potencialmente dañino. ¿Qué será mejor, atiborrarnos de margarina o consumir mantequilla con moderación? Efectivamente, la segunda opción es la correcta.

La «policía de la dieta» teme los alimentos calóricos porque su objetivo es perder peso. Pero cuando perdemos peso, no solo perdemos grasa, sino también músculo, tejidos, densidad ósea... Es hora de dejar de tener como objetivo el perder peso y centrarte en mejorar tu composición corporal: reduce la grasa proveniente de fuentes industriales y consume grasas saludables de una forma acorde a tus necesidades. ¡Deja de contar calorías y piensa en qué alimentos te nutren más!

Y hablando de calorías... Hay días en los que consumimos más calorías de las que necesitamos (esto se llama superávit calórico) y otros en los que consumimos menos calorías de las que vamos a gastar (lo que se conoce como déficit calórico). Estos términos están muy vinculados al mundo del fitnes, donde la gente alterna periodos estrictos de superávit calórico para ganar mucho volumen con periodos de déficit calórico para verse más definidos. Pero esta estrategia no tiene sentido en la vida de una persona normal. Este método viene del culturismo, en el que hay periodos de volumen y otros de definición para llegar a la competición con el porcentaje mínimo de grasa. Pero nosotros no nos ejercitamos para lograr el abdomen más laureado del universo, sino para conseguir más salud.

Te propongo que cada día escuches a tu cuerpo y comas una cantidad acorde a tus necesidades. Si un día has estado más activo y has tenido más gasto físico y mental, quizá ese día tu cuerpo te pida comer más. Al contrario, si has consumido pocos recursos, has estado mucho tiempo sentado o incluso relajado..., ¡no necesitas tanta energía! **Come en función de lo que uses cada día y, de forma intuitiva, ¡acertarás sin tantas complicaciones!**

Macros y micros

Es hora de aprender un poco más sobre cada alimento.

Existen dos grandes grupos: los macronutrientes y los micronutrientes. Los llamaremos «macros» y «micros», para abreviar. Los macros están formados por las proteínas, los carbohidratos y las grasas. Y los micros están formados por las vitaminas y los minerales. Comenzaremos analizando los macros:

- **Las proteínas** pueden ser de origen animal (huevos, lácteos y derivados, carne, pescado, mariscos, etc.) o de origen vegetal (legumbres, guisantes, etc.). La función principal de las proteínas es crear tejidos, como por ejemplo la masa muscular, pero también densidad ósea, ligamentos, tendones, etc.
- **Los carbohidratos pueden ser simples** (verduras y frutas) **o complejos** (todos los derivados de harinas, como el pan, los cereales, las tortas...). Su función siempre es

aportar energía, pero existen diferencias dependiendo de si son simples o complejos, ya que estos últimos necesitan más tiempo para llegar a generar esa energía. Por ejemplo, un dátil (carbohidrato simple) es una fuente rápida de energía, pues la aporta a los pocos minutos de haber sido consumido, mientras que el pan o la pasta (carbohidratos complejos) son fuentes generadoras de energía más lentas, pues la proporcionan al cabo de tres horas de haber sido consumidos.

En el caso de los carbohidratos complejos, es importante diferenciar entre la opción blanca y la integral. El grano al natural está recubierto por una cáscara que contiene vitaminas y minerales como la fibra, entre otros, pero durante el proceso industrial se elimina ese recubrimiento para alargar su conservación. Con la opción blanca consumes únicamente el núcleo del grano, que solo contiene los azúcares, y pierdes los demás nutrientes presentes en la cáscara. Por ello, siempre que puedas, elige la opción integral.

- **Las grasas** están presentes en muchos alimentos: frutos secos, aceitunas, aguacates, salmón, lácteos, semillas... Su función principal es ayudar al funcionamiento del cerebro, al sistema nervioso y al hormonal. De hecho, las grasas son muy importantes para las mujeres, así que cuando siguen dietas restrictivas y bajas en grasas pueden ver afectada su salud hormonal; en ocasiones, pueden llegar a provocar la pérdida de la menstruación o adelantar la menopausia.

Ahora, continuemos con los micros:

- **Las vitaminas**, que tradicionalmente asociamos solo a frutas y verduras, en realidad también están presentes en carnes, pescados, frutos secos, semillas, etc. Un ejemplo de ello es la vitamina B12, que se encuentra fundamentalmente en alimentos de origen animal. En el caso de frutas y verduras, es importante consumir la fuente natural: evita tomar fruta en zumos y vegetales en forma de purés. Cuando convertimos un alimento sólido en líquido, se descompone su estructura molecular y genera cambios: se reduce el valor nutricional (las vitaminas, en este caso) y aumentan sus azúcares. Por ello, es mejor que comas las piezas enteras.
- **Los minerales**, al igual que las vitaminas, se hallan en muchos otros alimentos: en frutas y verduras, sí, pero también en mariscos, pescados y frutos secos. Como ya hemos visto, los minerales son fundamentales para el funcionamiento cerebral.

Cómo lograr un plato equilibrado

Ahora que hemos visto las funciones de cada alimento, veamos cómo combinarlos para equilibrar un plato. Muchas personas no saben combinar los alimentos de sus menús y acaban comiendo de forma desequilibrada: el exceso de carbohidratos y la escasez de grasas y proteínas es el caso más frecuente.

En cada plato debe haber un equilibrio entre los macros y has de asegurarte de que, a lo largo del día, comes los suficientes micros. Como norma general, trata de introducir en cada plato:

> 1 fuente de proteína + 1 fuente de grasas
> + 1 fuente de carbohidratos (siendo esta última opcional)

Desayunos

Algunas personas desayunan un café con galletas, chocolate con cereales o tostadas con mermelada. De hecho, esos fueron los desayunos de mi infancia... ¡y adolescencia! Pero esos desayunos tienen varios problemas: están cargados de azúcar, carbohidratos industriales de baja calidad y muchas calorías, pero no cuentan con ningún nutriente. Vamos a mejorarlos.

Bebidas para el desayuno

Por la noche hemos gastado energía regenerando los tejidos, por lo que es importante rehidratarte bebiendo agua antes de desayunar. Después puedes cambiar el chocolate industrial por leche con cacao puro y, si te resulta amargo, échale un poco de miel natural.

Otra opción es tomar café, té o infusiones, que puedes acompañar con leche para agregarle más valor proteico. Y, como vimos antes, reduce los zumos.

Platos para el desayuno

- Yogur natural o kéfir con frutos secos y/o semillas y una fruta fresca (plátano, fresas, arándanos...).
- Tostadas integrales con aceite de oliva, jamón serrano y tomate. ¡Sí, el clásico!
- Tostadas integrales con queso, salmón ahumado y una pieza de fruta.
- Revuelto de huevo con jamón o pavo, unos trozos de queso, aceitunas y una pieza de fruta (esta opción es ideal para quien desea reducir el consumo de carbohidratos).
- Tostadas integrales con tomate o aguacate, frutos secos y una fruta (opción vegana).

Comidas

Muchas comidas son rápidas, improvisadas, ¡y la selección de los alimentos, caótica! Eso hace que sean altas en carbohidratos, pero deficientes en nutrientes.

En lugar de comer pasta con tomate, lechuga con pepino o comprar las empanadillas precongeladas del súper..., ¡vamos a hacerlo mejor!

Bebidas para la comida (y la cena)

La mejor opción para beber mientras comes es el agua, que no interfiere en la absorción de los alimentos.

Platos para la comida

- Pasta con calabacín, espinacas y atún. Yogur con fruta de postre.
- Arroz con verduras y filete de carne o pescado. Chocolate negro de postre.
- Patatas con verduras y carne al horno. Fruta de postre.
- Ensalada de brotes, garbanzos, queso, aceitunas, tomate y frutos secos. Yogur de postre.
- Lentejas con verduras y huevo cocido picado. Yogur de postre (opción vegetariana).
- Garbanzos rehogados con verduras, frutos secos y semillas (opción vegana).
- Verduras al horno con pescado. Yogur de postre (opción baja en carbohidratos).

Evita juntar más de 3-4 carbohidratos en el mismo plato (por ejemplo, no tomes pan, patatas y verduras en la misma comida), ya que estas mezclas resultan excesivas en hidratos. Si tomas un carbohidrato complejo (pasta, arroz, pan, etc.), añade algún carbohidrato simple (una verdura) para enriquecer el plato y reducir los hidratos complejos.

Cenas

En la cena, debes reducir el consumo de carbohidratos complejos, ya que su digestión lenta te hará dormir peor y te aportará energía cuando no la necesitas. Por la noche te hace falta dormir bien para regenerar los tejidos y, por ello, la cena debería ser baja en carbohidratos (toma poca cantidad si son complejos, pero es preferible que optes por los simples) y alta en proteínas y grasas.

Opciones rápidas para la cena:

- Tostadas integrales con queso y salmón.
- Huevos revueltos con menestra de verduras y jamón.
- Tostadas con queso y huevo (opción vegetariana).
- Menestra de garbanzos con pimientos y frutos secos (opción vegana).

Snacks, almuerzos o meriendas

Los *snacks* son esas pequeñas comidas que a veces hacemos cuando nos entra hambre. Esto es importante: come solo si tienes hambre. Evita comer en modo automático o por inercia, así reconectarás con tu hambre y tu saciedad. Si tienes hambre a media mañana o a media tarde, aprovecha para consumir aquellos nutrientes que no hayas tomado ese día. Por ejemplo:

- Yogur con frutos secos y fruta.
- Queso con frutos secos.
- Tostada con jamón o queso.
- Frutos secos y fruta.

Mejores formas de cocinado

Ahora que hemos visto algunas opciones para equilibrar mejor nuestros platos, ¿cómo los cocinamos?

Estas son formas de cocinado que preservan mejor los nutrientes del producto y no elevan excesivamente su índice calórico. Veámoslo:

- Cocina siempre que puedas tus propios platos en lugar de comprarlos hechos. Te ahorrarás muchos componentes indeseados y también dinero.
- En el caso de cocer alimentos como verduras, carnes, huevos o pescados: echa el alimento una vez que hierva el agua en lugar de desde el inicio. Así evitarás cocinarlo en exceso.
- No abuses de la comida congelada o enlatada; elige siempre que puedas la opción fresca.
- Reduce o prescinde del consumo de fritos, empanados, rebozados, etc.
- Preferiblemente, cocina a la sartén o al horno.
- Evita descomponer los alimentos: consume el queso al natural en lugar de fundido.

¿Ayunar o no ayunar? Esa es la cuestión

Nuestros antepasados no tenían despensa ni sabían qué comerían al día siguiente. Comían y luego ayunaban hasta que se presentaba la siguiente oportunidad de obtener comida: así evolucionamos cuando éramos cazadores-recolectores. Sin embargo, **con el dominio de la agricultura y la ganadería empezamos a planificar la producción de alimentos y a tener excedentes. Las civilizaciones antiguas ya almacenaban los alimentos; de hecho, ¡los egipcios tenían escribas especializados en llevar el registro de las despensas!** A partir de entonces comenzamos a consumir alimentos más veces al día, pero nunca tantos como ahora. Cincuenta años atrás, por ejemplo, en España la comida no era tan abundante.

No trato de llegar a la conclusión de que deberíamos pasar hambre o forzarnos a vivir en condiciones de escasez, sino de que debemos plantearnos el consumo actual: muchas personas, entre comidas y picoteos, comen cuatro, cinco, seis o más veces al día, y esto es un problema.

DESMONTANDO MITOS

Un mito muy frecuente es que «hay que comer poca cantidad más veces». Este mito nació en la década de 1990, cuando se descubrió que el metabolismo se activa al comer, por lo que se asumió que comiendo pequeñas cantidades más veces al día se aceleraría y ello ayudaría a perder peso. Pero no es así.

Para entender lo que sucede, tenemos que hablar del índice glucémico. Al comer, elevamos los niveles de glucosa en la sangre: más si la comida es copiosa o contiene muchos carbohidratos y azúcares, y menos si es frugal o está equilibrada en nutrientes. Pero «todo lo que sube baja». Después de elevarse el índice glucémico, para regularse, vuelve a bajar. Todos conocemos la sensación de una bajada de glucosa: después de una comilona, donde además suele haber muchos carbohidratos y azúcares, ¡estamos tan cansados que nos dormimos! Estas subidas y bajadas de glucosa constantes son peligrosas, pues a la larga nos hacen ser más resistentes a la insulina. Un día no pasa nada, el problema está en comer muchas veces al día de forma regular. Cada vez nos hacemos más resistentes a estos picos y cada vez el cuerpo envía antes la señal de necesidad de comer. Todos conocemos a alguien (o quizá seamos nosotros mismos) que desfallece si no come algo cada dos o tres horas. Esto no es normal: deberías poder pasar cinco, seis, siete o incluso más horas sin comer. No hay que comer «poco muchas veces al día», hay que comer una cantidad adecuada a tu gasto energético, menos veces al día.

Evita comer por inercia, costumbre o aburrimiento; si lo haces, reducirás los picos de glucosa. También trata de picotear menos y de espaciar las comidas principales (desayuno, comida y cena) entre sí, de que haya unas cuatro o cinco horas entre ellas. Pero adapta esta regla a tu realidad: si desayunas a las seis de la mañana y no comes hasta las tres, es probable que a media mañana tengas hambre. En ese caso, come. Pero si desayunas a las nueve y comes a las dos, deberías poder pasar esas cinco horas sin que te gruñan las tripas. De hecho, ¡durmiendo ya pasamos entre siete y nueve horas de ayuno!

Y hablando de ayuno... Actualmente están de moda muchos tipos de ayuno, pero no hace falta seguir complejos protocolos de ayuno —más apropiados para deportistas de élite que para personas normales— que son difíciles de comprender y de sostener a largo plazo. **El ayuno más simple es el que te permite escuchar tus necesidades: come cuando tengas hambre, y no comas cuando debas descansar.** Por eso, en lugar de «ayunar», oriéntate a tener más flexibilidad metabólica, es decir, que puedas alargar el tiempo entre comidas sin sufrir. ¡Te aseguro que no te morirás de hambre! Esto no solo te ayudará a controlar picos de glucosa en sangre y a evitar la resistencia a la insulina, sino también a regenerar tus células, porque mantener un tiempo sin consumir alimentos es clave para que se produzcan ciertos procesos orgánicos que necesitan que el cuerpo esté en descanso, como ocurre con la autofagia, el proceso por medio del cual las células recogen las toxinas y las eliminan. ¡La autofagia o desintoxicación celular es fundamental! Y para que se lleve a cabo es necesario estar en ayunas.

Además, puedes guiarte por las horas de luz: come cuando hay luz y ayuna cuando no la hay. Somos una especie diurna, y por ello todos los procesos que requieren de activación, como la digestión, precisan que haya luz. En un país mediterráneo como España es muy sencillo, la mayor parte del año, alternar la ingesta con horas de ayuno, y durante el invierno, que hay menos horas de luz, simplemente hemos de procurar cenar más ligero, algo que nos cuesta hacer en la vida moderna, donde nos pasamos todo el día frente a la pantalla y cenamos de forma copiosa cuando ya no hay luz...

Come cuando hay luz y descansa cuando no la hay. Parece simple, pero cuidarse hoy en día, con el estilo de vida que tenemos, acaba siendo todo un reto.

No seas rígido contigo, ¡haz lo que puedas cada día!

9

EL DESCANSO QUE MERECES

Quien me roba el sueño, me roba la vida.

VIRGINIA WOOLF, *Orlando* (1928)

¿Recuerdas cuál era tu sueño en la infancia? De pequeños soñamos a lo grande, sin miedo. Pero es curioso cómo abandonamos nuestros grandes sueños cuando la vida nos atrapa. Primero los estudios, después el trabajo, la familia, las responsabilidades... Y, de repente, ¡un día nuestro sueño es dormir una noche del tirón! Lo que cambian los sueños con los años... Hagamos caso a Virginia Woolf, y veamos qué puedes hacer para que no te roben, al menos, el descanso.

En este capítulo vamos a hablar precisamente de eso: de desconectar. Porque sí, aunque en la actualidad dormir se ha convertido en una hazaña..., ¡te mereces descansar!

Evolucionamos a la luz del sol

En la naturaleza, el descanso no se cuestiona: hay animales que duermen por la noche como las alondras, y otros durante el día, como los búhos... Descansar es natural. Pero ¿y los humanos?

¿Cuándo debemos descansar? Biológicamente, no hay duda alguna: somos una especie diurna. Evolucionamos a la luz del sol: digerimos durante el día, nos regeneramos por la noche y nuestros ojos no están adaptados para ver en la oscuridad. Pero ¿y nuestros antepasados?, ¿fueron siempre diurnos? Se cree que no.

¿SABÍAS QUE...?

Los últimos estudios apuntan a que los mamíferos, mientras convivían con los dinosaurios, eran nocturnos, pues era la única forma que tenían de sobrevivir en ese entorno hostil. Fue con la extinción de los dinosaurios, hace unos 65 millones de años como resultado de diversas causas –el impacto de diferentes asteroides y una elevación de la actividad volcánica hizo que el cielo se cubriera de ceniza, lo cual dificultó la fotosíntesis de las plantas, alteró la cadena alimenticia y provocó la extinción de muchas especies–, cuando muchos mamíferos se hicieron diurnos.

Este cambio no ocurrió de un día para otro, sino que llevó millones de años de adaptación, y fueron los antepasados de los simios primates los primeros en adaptarse a la vida diurna. Millones de años después, el *Homo sapiens* también es una especie diurna, pero es cierto que hay personas nocturnas... ¿A qué se debe?

Principalmente, depende de los hábitos y el entorno de cada persona: si has crecido en una familia donde se acostaban tarde y se hacían actividades hasta altas horas de la noche, probablemente tú también lo harás. Y al revés.

Ahora nos quedamos despiertos hasta tarde porque seguimos trabajando, viendo la tele o el móvil…, pero durante millones de años, cuando vivíamos en pequeños grupos o tribus, los individuos que se quedaban despiertos por la noche era porque tenían la misión de vigilar que el fuego no se apagase, que un animal no se acercase o cuidando de los demás. Como sociedad, siempre hemos tenido que protegernos de la noche, y eso ha cambiado nuestros hábitos durante generaciones.

Después de la invención del fuego, las antorchas y las velas han iluminado la oscuridad durante miles de años. Poco cambió la iluminación desde las lámparas de aceite que usaban los griegos a las lamparillas de gas del siglo XIX. Sin embargo, con la invención de la bombilla, la luz llegó a todos los rincones. Es innegable: la luz aportó más seguridad e higiene a las calles y los hogares, y esto fue un avance necesario.

Pero la luz eléctrica se ha acabado convirtiendo en algo negativo. Pasamos de vivir a oscuras a vivir rodeados de luz ¡incluso de noche! Actualmente, las luces ya no son cálidas, como la luz de las velas o las primeras bombillas. La luz es blanca, azul, roja, morada, verde y de todos los colores que podamos imaginar, ¡y además titilan! Las ciudades han pasado de ser lugares oscuros y peligrosos a parecer discotecas. Sobre todo, las grandes ciudades y capitales, que parecen una competición de luces de Navidad: cuesta encontrar la cruz verde de las farmacias entre tantos carteles publicitarios, letreros de negocios y luces futuristas.

Recordemos de dónde venimos: en la naturaleza, de día hay luz, y de noche, una total oscuridad, así que antes trabajábamos de día y descansábamos de noche, pero eso cambió con la Revolución Industrial y los turnos de trabajo infinitos en las fábricas. Después, los trabajos de oficina hicieron que estuviéramos pegados al ordenador hasta el anochecer. Por último, el ocio alargó nuestros días: con la llegada de la televisión, las noches se hicieron eternas, y hoy miramos el móvil en la cama, hasta justo antes de apagar la luz.

El entorno natural ha sido reemplazado por el entorno digital, y eso ha alterado nuestros ritmos circadianos y está afectando a nuestra salud física y mental.

Ritmos circadianos: pon en hora tu reloj biológico

Seguro que has oído hablar de estos ritmos, ¡últimamente se habla mucho de ellos! Y no es de extrañar. Los ritmos circadianos son las oscilaciones de nuestras funciones biológicas en cada momento del día.

Todos los animales tenemos ritmos circadianos y son diferentes entre sí: no son iguales los de las especies nocturnas que los de las diurnas o los de las especies que hibernan. Los ritmos circadianos se «ajustan» por medio de la luz y la temperatura. Estos son los dos indicadores que activan o desactivan las funciones biológicas. Podemos decir que los ritmos circadianos son un «reloj» biológico. Veamos cuál es el del ser humano:

- De las 14.30 a las 16.00 horas es el momento de mejor coordinación y velocidad de reacción (estamos atentos y reaccionamos rápido y eficazmente).
- Hacia las 17.00 horas tenemos mejor respuesta cardiovascular y de fuerza muscular.
- A las 18.00-19.00 horas es cuando la presión sanguínea y la temperatura corporal están más elevadas.
- Hacia las 21.00 horas comienza la secreción de melatonina (después hablaremos de esta hormona fundamental para dormir mejor).
- A las 22.30 se interrumpen los procesos intestinales (así que cena antes y deja descansar a los intestinos; ello, como hemos visto, permitirá que se produzca la autofagia o desintoxicación celular).
- Hacia las 24.00 horas se aumenta la producción de vasopresina, que inhibe la sensación de sed durante la noche.
- De las 2.00 a las 4.00 horas es cuando disfrutamos del sueño más profundo.
- A las 4.30 horas es el momento en que nuestra temperatura corporal es más baja.
- A las 6.30 horas aumenta la presión sanguínea.
- Hacia las 7.30 horas cesa la producción de melatonina y comienza la segregación de otras hormonas como el cortisol, que nos alertan, despiertan y preparan para el día.
- Hacia las 8.30 horas se reactivan los intestinos (nos entran ganas de ir al baño).

- A las 9.00 horas se produce el nivel más alto de testosterona.
- A las 10.00 horas tenemos energía (salvo que suframos algún desequilibrio en el sistema nervioso y hormonal que altere los ritmos circadianos).
- Desde las 10.00 a las 14.00 horas estamos plenamente despiertos y con altos niveles cognitivos.

Aunque, recuerda, ¡el cuerpo no entiende de horas! **Son la luz y la temperatura las que indican a nuestro reloj biológico qué hormonas debe segregar y en qué etapa se encuentra, y esto varía en función de la estación del año y de la ubicación geográfica.** Además, el ciclo descrito es el resultado del estudio de los ritmos circadianos de los hombres, no de las mujeres. Desgraciadamente, la biología, así como la medicina, el entrenamiento y tantos ámbitos, ha estudiado durante siglos solo el cuerpo masculino, y ha asumido que «lo mismo es aplicable a la mujer», lo cual no es cierto. Como hemos visto, las hormonas tienen un papel fundamental en regular el «reloj» biológico, y las hormonas masculinas y femeninas no son iguales ni se comportan de la misma manera. Un ejemplo son los estrógenos, las hormonas que predominan en las mujeres. Se ha comprobado que son sensibles a la luz, por lo que las mujeres pueden tener mayor dificultad para dormir con luz o dormir de día. Sin embargo, tienen mejor tolerancia a estar despiertas en la oscuridad, lo cual, en términos adaptativos, permite amamantar y proteger al bebé durante la noche. Todavía se está estudiando todo lo relacionado con los ritmos circadianos y queda mucho por comprobar; esperemos que las investigaciones se realicen cada vez de forma más igualitaria.

La misteriosa falta de vitamina D

En todas las culturas, el sol siempre ha sido símbolo de fertilidad, renacimiento y progreso. Sin embargo, en las últimas décadas, el sol ha dejado de verse como un aliado de la salud y ha pasado a considerarse un temido «enemigo».

Durante siglos se creyó que estar moreno era signo de un bajo estatus social, ya que indicaba que la persona trabajaba en el campo, así que los miembros de las clases altas deseaban tener un cutis blanco que evidenciara que no necesitaban trabajar. Por ello, muchos hombres y mujeres adinerados se aplicaban polvos blancos en la cara y el cuerpo para parecer aún más pálidos y diferenciarse así de la clase trabajadora. Pero de este extremo nos fuimos a la moda contraria: a que estar moreno significara que se podía viajar y disfrutar del sol en la playa, mientras que estar blanco quería decir que no se había podido salir de casa en todo el verano… En fin, ¡cómo nos gusta mostrar estatus y superioridad económica!

Antes pasábamos mucho más tiempo al aire libre, ya fuera en el campo o en la ciudad, pero en la actualidad vivimos en interiores, completamente alejados de la luz natural. **Sin embargo, al igual que las plantas necesitan el sol para hacer la fotosíntesis, nosotros lo necesitamos para absorber y metabolizar nutrientes como, por ejemplo, la tan de moda vitamina D.**

Pero, viviendo en un país mediterráneo como España, que disfruta de tantas horas de luz solar, ¿cómo es posible que los niveles de vitamina D en la mayoría de su población sean tan bajos? España no es el Reino Unido, ni Alemania, donde el sol brilla por su ausencia. Deberíamos tener unos niveles de vitamina D acordes con nuestro clima. Sin embargo, no es así. Parece un misterio, pero las razones son obvias: un problema es la ingesta: si consumes productos industriales en lugar de alimentos nutricionales, ¿de dónde va a sacar tu cuerpo los nutrientes con los que metabolizar la vitamina D? El otro problema es que no nos exponemos al sol. La deficiencia de vitamina D puede mejorar con una buena alimentación y una correcta exposición al sol.

¡Aprendamos de los gatos! Es cierto que son animales un tanto irascibles, pero en algo tienen razón: siempre están acurrucados donde hay un rayito de sol. También lo hacen los perros, los lagartos y la mayoría de los animales: se nutren a diario del sol. Y nosotros también deberíamos volver a hacerlo. Pero, ojo, exponerse al sol no es lo mismo que «tomar el sol». Tomar el sol es lo que hace la gente que va a la playa: se embadurna de crema solar y pretende no quemarse, pero al mismo tiempo ponerse morena. Eso no es saludable de ninguna manera. Sin embargo, exponerse al sol sí es una práctica saludable y un hábito que debería ser diario para mejorar nuestros niveles de vitamina D (y, por tanto, nuestra salud hormonal, nerviosa, etc.).

☞ AQUÍ VA UN CONSEJO

Ideas para exponerte al sol de manera segura:

- Formas de exponerte al sol: puedes hacerlo caminando, dando un paseo por un lugar donde los rayos del sol incidan en tu cuerpo, sentado en un sitio soleado, pero sin mirar nunca directamente al sol con los ojos abiertos, o bien haciendo ejercicio. Así obtendrás dopamina, serotonina, oxitocina, vitamina D ¡y mucho más! Movimiento y sol: ¡todo en uno!
- La radiación solar es diferente a lo largo del día, y las horas centrales son el peor momento para tomar el sol, ya que es cuando el índice ultravioleta es más elevado. Escoge las primeras y las últimas horas de la jornada para exponerte al sol; es decir, al amanecer y al atardecer.
- Exponte al sol un mínimo de un cuarto de hora al día, y procura no estar expuesto más de treinta minutos seguidos. La exposición solar debe ser un hábito (es decir, trata de disfrutar del sol cada día un ratito, en lugar de no tomarlo nunca y, de repente, ¡pasarte seis horas en la playa cuando llega el verano!).
- Exponte al sol siempre sin gafas de sol, pues «engañan» al cerebro. Al tener filtros y tintes, hacen que no entre luz a través de la retina y, por tanto, el cerebro crea que es de noche y no aproveches los beneficios de la exposición solar, pues, para hacerlo, es imprescindible que el cerebro esté en «modo día».

- Evita exponerte al sol utilizando cremas solares: si tomas el sol durante las tres horas después del amanecer o durante las tres horas antes del atardecer, no vas a quemarte. Las cremas solares y productos como el maquillaje no dejan respirar la piel y suelen estar llenos de elementos químicos que acaban alterando las hormonas. A lo largo de estas horas de radiación baja, exponte al sol sin barreras (nada de gorros o ropa densa); así incidirá en tu piel sin filtros.

El sol es nuestro amigo, ¡como especie hemos evolucionado bajo la luz solar! Pero exponernos de forma antinatural no es saludable. ¡Ni lo temas ni te expongas sin cabeza!

AQUÍ VA UN CONSEJO

Si en alguna ocasión vas a estar expuesto al sol más tiempo del prudente, como por ejemplo cuando estás de viaje, en la playa o en la montaña, sigue estos consejos:

- En lugar de llevar ropa que deja la piel al descubierto y embadurnarte de crema, usa ropa que te cubra el cuerpo, holgada y de colores claros. Así evitarás quemarte de una forma más natural y que tu piel absorba elementos químicos que, al final, no evitan que te quemes.

- No utilices gafas de sol, sino un sombrero. Ya hemos visto que usar gafas de sol hace que el cerebro funcione en «modo noche» y no active los procesos de protección frente a la radiación solar. Sin embargo, con gorro la retina percibe claridad y el cerebro permanece en «modo día», por lo que segrega hormonas que nos protegen de quemarnos. La solución: ¡el viejo sombrero! Da sombra en los ojos, pero no confunde al cerebro. A veces la simplicidad es la mejor opción.

La deseada melatonina

Después de hablar de lo importante que es exponerse al sol, debemos hablar de justo lo contrario: la necesidad de estar en completa oscuridad... por la noche.

Como dijimos al principio de este capítulo, nuestra vida cada vez gira más en torno a luces artificiales y pantallas que, a diferencia de la luz natural, no son saludables para el ser humano. Está comprobada su relación con el envejecimiento celular, y, además, la sobreexposición diaria a imágenes es abrumadora para nuestros cerebros y para nuestros ojos; no están preparados para asumirla. No deberíamos sorprendernos de que cada vez haya más patologías oculares, fatiga crónica, alteraciones metabólicas, cefaleas, déficit de atención, etc.

Hemos hablado de la vitamina D, la vitamina de moda, y ahora analizaremos una hormona que también se ha puesto muy de moda: la melatonina. Quienes han sufrido o sufren problemas de sueño, como es mi caso, la conocerán.

El «reloj biológico» que regula los ritmos circadianos se encuentra en el hipotálamo, pero recibe información de diferentes regiones del cerebro: una de ellas es la glándula pineal, que, cuando percibe luz, frena la segregación de melatonina y, cuando capta oscuridad, empieza a segregarla. Por este motivo, las personas que tienen algún problema visual como la ceguera suelen padecer problemas de sueño debido a que no notan de la misma manera la diferencia entre luz y oscuridad.

La melatonina es una hormona que el cuerpo necesita para entrar en modo «regeneración y descanso». Es decir, necesitamos melatonina para dormir. Ahora nos suena porque, junto con la venta masiva de cápsulas de vitamina D, cada vez se compra más melatonina. Pero hazte dos preguntas: ¿de qué sirve tomar vitamina D, si no nos exponemos naturalmente al sol? ¿De qué sirve tomar melatonina, si nos pasamos todo el día, hasta que apagamos la luz para irnos a dormir, con pantallas? El cerebro está loco: de día debería estar enérgico, pero está cansado, y de noche debería descansar, pero está activo. Hemos invertido sus ritmos al dejar de exponernos a la luz solar y a la oscuridad natural y al pasar el día en interiores y con luces artificiales.

La relación de la melatonina con el descanso es muy importante: debes descansar bien, puesto que durmiendo se regeneran los tejidos corporales y neuronales.

Por ello, es fundamental exponerte a la oscuridad de nuevo.

AQUÍ VA UN CONSEJO

Ideas para exponerte a la oscuridad:

- Evita pantallas siempre que puedas. Si te es imposible por tu trabajo, utiliza filtros en las pantallas y en las gafas para protegerte lo más posible. Ya sabemos que lo ideal sería no tener que trabajar más de ocho horas delante de un ordenador, pero mientras el mundo no cambie, ¡hagamos algo por cambiar nosotros!
- Evita las pantallas unas 2-3 horas antes de irte a dormir. Hoy ya no sabemos entretenernos con nada que no sea la televisión o el móvil, pero esfuérzate por hacer otras cosas al final del día: lee (en formato papel), pinta, haz alguna manualidad, realiza movimientos suaves con el cuerpo... ¡Recupera las aficiones de toda la vida!
- Baja la intensidad de las luces de tu casa: hay personas que pasan hasta el último momento de acostarse con las luces de la casa a máxima potencia. A partir del anochecer, ya no debería haber tanta luz en tu entorno: utiliza una pequeña lamparita para iluminar las habitaciones desde el atardecer.
- Haz pequeñas actividades seguras como, por ejemplo, recoger la habitación o asearte con una pequeña vela antes de ir a dormir. Evita actividades como cocinar u otras en las que manejas herramientas peligrosas.
- Duerme completamente a oscuras: hay personas que duermen con luces, y esto es perjudicial, ya que, al reci-

bir luminosidad, el cerebro cree que es de día y no se apaga del todo, lo que impide dormir profundamente y regenerarse. Si te cuesta dormir sin luz, trata de reducir poco a poco las fuentes de luz, pasando de una lámpara grande a otra más pequeña, hasta que consigas conciliar el sueño estando a oscuras. O también puedes ponerte un antifaz para reducir la luminosidad exterior.

Ahora que sabes cuán importante es exponerse a la luz natural y a la oscuridad..., ¿qué opinas sobre entrenar en gimnasios que parecen naves espaciales, repletos de luces artificiales, sin luz natural ni aire de calidad? ¿No es paradójico que vayamos al gimnasio supuestamente a «cuidar nuestra salud» y, mientras tanto, arruinemos nuestra salud hormonal y nuestro descanso? Cuando te ejercites, hazlo de forma simple: muévete de día, con luz natural y aire circulando (abre la ventana y sal a la terraza, si tienes una, o ejercítate al aire libre). Evita moverte de noche, con luces artificiales y aires acondicionados. El día es para estar activos y la noche es para descansar, ¡no al revés!

La visión afecta al sueño

Somos la única especie con miopía, astigmatismo, hipermetropía y otras patologías visuales... Y también somos la única especie con problemas para conciliar el sueño, trastornos en el descanso, etc. Las causas están claras: ni los monos ni las águilas se pasan horas y horas en interiores mirando pantallas... ¡desde sus primeros días de vida! Ni los leones ni los delfines tienen estrés ni se quedan trabajando o mirando el móvil hasta la madrugada. Los problemas de visión y los del sueño están relacionados, y tienen mucho que ver con la luz y la oscuridad.

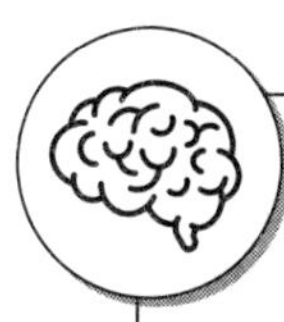

¿QUÉ NOS DICE LA CIENCIA?

Cuando pensamos en cuidar la visión, pensamos en no mirar de cerca, en no forzar la vista y poco más. Nadie nos dice que los ojos están formados por células, llamadas conos y bastones, y que estas células necesitan luz para aprender a identificar las imágenes, pero también oscuridad para regenerarse. Los conos son células fotosensibles: reciben la luz y los colores primarios (rojo, azul y amarillo), mientras que los bastones son células fotorreceptoras: reciben información visual en la oscuridad. Por eso es tan importante exponerte a la luz y dormir en completa oscuridad, ya que, durmiendo con luz, el cerebro percibe luminosidad y no activa el modo noche. Sí, visión y sueño están relacionadas. Así que ya sabes: si quieres tener una visión saludable... y dormir mejor, exponte a la luz solar durante el día y busca la oscuridad de noche, entre otras cosas, reduciendo el tiempo que pasas delante de las pantallas.

Curiosamente, he vivido esto en mis propias carnes. Como comenté anteriormente, mi degeneración visual comenzó en la infancia y se acentuó en la adolescencia y la veintena. En mi búsqueda personal de respuestas que no me daban los médicos, encontré la reeducación visual, que no solo mejoró la salud de mi visión, sino también la de mi cuerpo y, sorprendentemente..., ¡mi sueño!

Al mismo tiempo que mi visión empeoraba, también lo hacían mis problemas para dormir. Nadie me había hablado de la relación del sueño con la vista, así que cuando supe que los ojos necesitan luz y oscuridad para preservar su buena salud, me di cuenta de que estaba cometiendo dos graves errores desde pequeña. Uno era que, como tuve pánico a la oscuridad hasta pasados los veintitantos, siempre dormía con luz, y no con una lamparita pequeña..., no, ¡con mucha luz! El otro error fue que pasé muy poco tiempo al aire libre. Por entonces no sabía que una baja exposición a la luz solar durante el día y a la oscuridad durante la noche afectan al desarrollo visual y al descanso. Poco a poco vencí mi pánico a la oscuridad, empecé a dormir a oscuras, a exponerme al sol y..., aunque sigo teniendo degeneración visual, mi salud ocular ha mejorado considerablemente.

Pero todavía tenía otro problema: las pantallas.

Se dice que en la era de las pantallas, la atención será el nuevo coeficiente intelectual. ¡Y no es de extrañar! Cada vez más niños tienen problemas de atención, y la causa parece clara: la sobreestimulación cognitiva que reciben desde edades tempranas. Vivimos hiperestimulados, tanto visual como cognitivamente. Es la era de la imagen, lo visual, la pantalla. Hasta el punto de que en muchas ocasiones vemos vídeos en el móvil sin ni si quiera oírlos o haciendo otra cosa a la vez. En el transporte público me fijo a menudo en personas que ven series en la tableta, o un partido de lo que sea en el móvil, o que hacen *scroll* en alguna red social. Y luego nos sorprendemos de que cada vez más niños y adultos tengan trastorno de déficit de atención (TDA) y otros síndromes que afectan a la atención...

Pero las pantallas forman parte de nuestra vida diaria, esa es una realidad. Todo, desde trabajar a comprar entradas para el cine, lo hacemos en línea. Los ordenadores, tabletas y móviles son las nuevas herramientas, como lo fueron en su día el arco y las flechas. La tecnología nos define: desde la invención del fuego, la rueda, la imprenta o el automóvil. La tecnología no es negativa en sí misma, pero sí puede ser negativo el uso que hagamos de ella. El automóvil ha hecho posible que nos traslademos más rápido a lugares impensables. Las redes sociales conectan personas que de otra manera nunca podrían comunicarse entre ellas. El problema está cuando dejas de caminar y solo usas el coche. O cuando pasas horas, de forma adictiva, haciendo *scroll*.

Cada vez hay más adultos que se consideran adictos a las redes: no pueden estar diez minutos sin ojear el móvil, pasando de aplicación en aplicación. Es una trampa: el cerebro cree que el próximo vídeo será aún más «interesante» que el anterior, ¡y podemos estar así horas y horas! Es un chute de dopamina barata que nos hace adictos a las pantallas sin darnos cuenta.

Actualmente, exponemos a los bebés a un exceso de estimulación visual y cognitiva que interfiere en su desarrollo físico y mental. Y de mayores nos hacemos adictos a estar continuamente entretenidos; hacer solo una cosa es impensable. Comer sin mirar el móvil o alguna pantalla nos parece aburrido... ¡Y después nos sorprendemos de estar físicamente agotados, pero mentalmente ansiosos al mismo tiempo! Es hora de frenar este círculo vicioso.

AQUÍ VA UN CONSEJO

Consejos para reducir las pantallas:

- Evita usar el móvil y cualquier tipo de pantalla al despertarte. Tu cerebro y tu cuerpo necesitan activarse recibiendo luz natural en lugar de tal cantidad de información nada más abrir los ojos.
- Si usas bastantes pantallas en el trabajo, elige opciones de ocio que incluyan menos pantallas. No digo que no vayas al cine, veas alguna serie o juegues a algún videojuego nunca más, pero evita hacerlo de forma habitual.
- Fíjate en cuándo consumes pantallas de forma inconsciente y evítalo: come prestando atención a la comida en lugar de ver la tele o hacer *scroll*. Cuando camines, concéntrate en el paseo: ¡no vayas mirando el móvil! Si viajas, observa el paisaje o habla con tu acompañante en lugar de estar con el móvil. En definitiva, estate presente en lo que estás haciendo.
- Elige las opciones sin luces ni pantallas, como, por ejemplo, leer en papel mejor que en formato digital o

comprar siempre que puedas de forma directa en los comercios en lugar de en línea.

- Utiliza las redes sociales de forma consciente: cuando lleves tanto tiempo con ellas que seas incapaz de recordar lo que has visto hace cinco minutos, es hora de parar.
- Evita usar el móvil y las pantallas antes de irte a dormir. Cada vez es más frecuente hacer *scroll* en la cama hasta justo antes de cerrar los ojos. Y otra cosa: vuelve a emplear un despertador tradicional en lugar del móvil, así no te lo llevarás a la habitación. ¡Una tentación menos!

¿Qué puedo hacer para dormir mejor?

¿Cuántas horas hay que dormir al día? La mayoría de las personas dirán que entre seis y ocho. Pero ¿es esto lo fisiológicamente recomendable o una convención social? Veámoslo.

Mientras dormimos, nuestro cuerpo realiza una lista muy larga de procesos de regeneración. Ya conocemos algunos: se produce la autofagia o desintoxicación celular, pero también se generan nuevos tejidos como la masa muscular, entre otros. Además, durmiendo desarrollamos nuevas conexiones neuronales, por lo que es vital para la memoria y el aprendizaje. Dormir es fundamental para todos los procesos físicos y cognitivos. Sin embargo, el tiempo que dormimos no es el óptimo para que esto suceda. ¿Por qué creemos que dormir ocho horas es saludable? Porque llevamos años, ¡siglos!, escuchándolo en nuestras familias, en el entorno social, en la publicidad... Pero esta división del día en ocho horas para dormir, ocho horas para trabajar y ocho horas para otras actividades no responde a ninguna necesidad fisiológica. Responde a una necesidad de organización social.

La división del día en tres partes no es reciente. En la Edad Media, los monjes benedictinos ya dividían el día en ocho horas para trabajar, ocho para orar y ocho para descansar. Y también se usó cuando las revoluciones obreras del siglo XX consiguieron reducir las jornadas inhumanas en las fábricas, aunque allí se usaron las ocho horas de rezar para el ocio. A los humanos nos encantan las cifras redondas, pero..., aunque 3 × 8 sea 24, ¡este esquema es fisiológicamente antinatural!

Porque... ¿realmente trabajamos solo ocho horas? Al final son más: entre traslados, gestiones y el trabajo «a goteo» producto de la digitalización, trabajamos mucho más. Antes, el trabajo se terminaba al salir de la oficina; ahora, te lo llevas a casa en el móvil. Esto hace que no queden realmente ocho horas para otras actividades. Como mucho nos quedan tres o cuatro, que el común de los mortales solemos utilizar en más gestiones: hacer la compra y tareas del hogar, atender a la familia... y, con suerte, disfrutar de alguna actividad de cuidado personal. Por último, nos quedan esas supuestas ocho horas de sueño que, en la realidad, acaban siendo menos, porque terminamos haciendo tareas pendientes hasta muy tarde y madrugamos para empezar el día pronto.

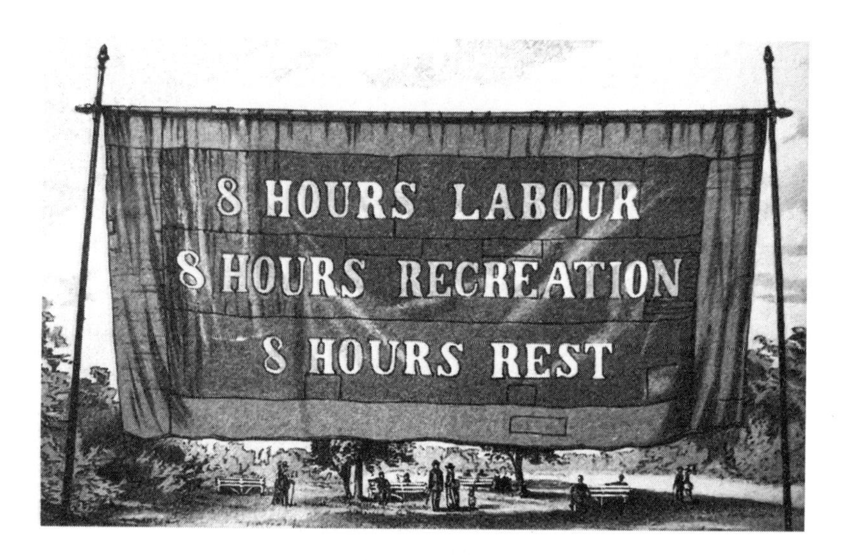

Pancarta del movimiento obrero exigiendo la reducción de la jornada laboral a ocho horas al día, frente a las inhumanas jornadas de más de dieciséis horas de trabajo diarias. Melbourne, 1856.

DESMONTANDO MITOS

Lo de que necesitamos dormir siete u ocho horas es un mito. ¡Fisiológicamente, necesitamos más! El tiempo necesario para completar de forma óptima todos los procesos del sueño es de entre nueve y diez horas. ¡Los deportistas de élite llegan a dormir catorce horas al día para recuperarse del esfuerzo físico que hacen! Y los últimos estudios confirman que a las mujeres nos hace falta más tiempo, ya que durante el día tenemos oscilaciones hormonales, lo que nos genera un gasto energético mayor, por lo que precisamos más tiempo para recuperarnos.

Ya sabemos que es difícil salirse del sistema, pero mientras el sistema va cambiando, busca estrategias para dormir más. No te sientas culpable o perezoso, si con seis o siete horas no tienes bastante para sentirte fresco como una lechuga por la mañana… ¡Ese cuento nos lo vendieron para encajar en el sistema actual, que busca la productividad en lugar de la salud!

No te fuerces a dormir menos, ni a seguir todas esas modas del Club de las Cinco de la Mañana, al que pertenecen todos aquellos que compiten entre sí para ver quién madruga más para ser más productivo y exitoso… Parece que, si no deseas vivir con estrés, no eres de provecho para la sociedad. Aquí la pregunta no es cuánto tiempo voy a vivir, sino cómo voy a vivir ese tiempo. En este sistema que te hace sentir culpable si no estás todo el día haciendo cosas…, pararte a descansar es revolucionario.

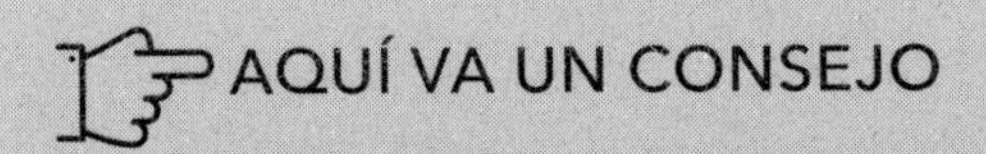

Asegúrate de esto, quieres descansar mejor:

- Cena ligero y mientras haya luz. Evita las cenas pesadas y cuando ya haya oscurecido. (¡Recuerda que el reloj biológico cesa la actividad intestinal por la noche!).
- Evita estimulantes como café, cacao, azúcares o alcohol a partir de media tarde.

- No olvides la importancia de exponerte al sol de forma habitual para regular tus hormonas.
- No olvides la importancia de exponerte a la oscuridad: revisa las indicaciones del apartado anterior para facilitar la segregación de melatonina.
- Asegúrate de dormir respirando por la nariz: ten presente que la respiración por la boca activa el sistema simpático, y la respiración por la nariz, el sistema parasimpático..., ¡que es el que necesitas tener activado para descansar!
- Recuerda que puedes taparte la boca con un esparadrapo como vimos en el capítulo 4 para asegurarte una noche de descanso.

En este capítulo hemos hablado de lo importante que es ajustarnos de nuevo a los ritmos de luz y oscuridad de la naturaleza. Pero, ojo, ¡no hace falta que te conviertas en un ermitaño o te mudes a otro planeta!

Déjame decirte que, aunque trato de reducir el consumo audiovisual, ¡también me gusta ver series! En concreto, las de ciencia ficción, y me apasiona la historia y el pasado y me encanta fantasear con mundos futuros.

Permíteme ponerme un poco friki, al menos por un momento. ¿Conoces a los cylons? Probablemente no. Los cylons son una raza cibernética que sale en la serie *Battlestar Galactica*, donde humanos y robots luchan por el control de la Galaxia. Precisamente, estos cylons son superiores a los humanos porque no necesitan dormir: les da igual que haya luz u oscuridad; siempre están dispuestos a actuar, no conocen la fatiga ni el cansancio. Es cierto que me apasionan estos mundos futuristas, pero me apasiona aún más nuestra naturaleza humana. Dejemos de hacer ejercicio, de comer y de vivir como robots, en modo automático. Volvamos a nuestra esencia humana.

Muévete como el humano que eres. Aliméntate como el humano que eres. Permítete descansar, fallar, volver a empezar, sentir, llorar, amar. ¡Al fin y al cabo, tampoco nos ha ido tan mal!

10

MENTALIDAD FELIZ, FUERTE Y FLEXIBLE

> No sobrevive la especie más fuerte, tampoco la más inteligente, la que lo hace es aquella que se adapta mejor al cambio.
>
> CHARLES DARWIN, *El origen de las especies* (1859)

A estas alturas ya sabes lo fundamental que es tener un cuerpo fuerte y flexible, pero que aún es más importante contar con una mentalidad acorde que lo acompañe. Ya lo dijo Darwin: no vale de mucho la fortaleza, sin la capacidad de adaptarse. Somos una especie tremendamente adaptable, móvil, cambiante... Pero cuando nos volvemos rígidos e inflexibles, todo se torna más difícil.

Porque los beneficios solo llegan con la práctica y el tiempo, pues el cuerpo precisa de la repetición de estímulos para asumir nuevos hábitos. ¡Y qué difícil es lograr hábitos sostenibles cuando la vida no nos lo pone fácil! Para ello no necesitamos tener una rígida disciplina. Eso puede ayudarnos a continuar en días flojos..., pero ¿quién nos ayuda cuando nos sentimos culpables por no alcanzar nuestros propósitos? ¿O frustrados por nuestros resultados? ¿O inseguros de nosotros mismos? Ahí es cuando debes preguntarte cómo es tu relación con el movimiento. ¿Es rígida o flexible? ¿Se atasca continuamente o se adapta?

¿Por qué nos cuesta movernos?

Si estás leyendo este libro, probablemente es porque te interesa aprender más sobre tu cuerpo, porque te gustaría moverte de una forma diferente a lo que la cultura del fitnes promueve o simplemente porque quieres tener recursos para cuidarte. Incluso puede que hayas tenido una mala relación con el ejercicio y hayas estado evitándolo durante años. Si es así, te entiendo. La mayoría de las personas tiene una relación negativa e incluso tóxica con el movimiento. ¡Y no es de extrañar! **La sociedad, la industria del fitnes y la cultura de la dieta acaban alterando nuestra relación con el ejercicio, con nuestro cuerpo y con la comida desde la infancia.**

Haz memoria: ¿recuerdas cuando de niño corrías de una acera a otra sin pensarlo? ¿Cuándo saltabas de baldosa en baldosa? ¿Cuándo te tumbabas en cualquier posición? De niños, movernos es algo natural, innato. Sin embargo, poco a poco, primero por todas las horas que pasamos en el colegio y después por las que estamos en el trabajo, dejamos de hacerlo. De repente, movernos parece una obligación. Pero el problema es que, cuanto menos nos ejercitamos, más pereza nos da hacerlo: el cuerpo y la mente se han desconectado tanto de su esencia humana, que movernos es algo que sentimos ajeno a nosotros. La mayoría de mis alumnos llegan a mí después de años sin moverse o haciéndolo con frustración. Es decir, una altísima mayoría evita moverse, y quien se ejercita lo hace como cumpliendo una obligación y sin disfrutar de ello. ¡Algo que de niños hacíamos de forma inconsciente y disfrutando tanto!

¿Qué causa que nuestra relación con el movimiento sea tan difícil? ¿Y por qué esto es aún más grave en el caso de las mujeres? Existen muchos factores, pero vamos a centrarnos en algunos. El objetivo de este capítulo es que te replantees tu relación con el movimiento, con tu cuerpo y contigo mismo, para que, poco a poco, vuelvas a reconectar mejor con tu esencia humana.

La brecha comienza en la infancia

¿Recuerdas a qué jugabas durante el recreo en el colegio? Yo no me recuerdo jugando, me recuerdo en el borde del patio, comiendo el bocadillo o hablando. Es curioso cómo usamos —o no usamos— los espacios de forma diferente en la infancia y en la adolescencia y vida adulta. Un interesante estudio ha observado a lo largo de un año los movimientos de niños y niñas en el patio durante el recreo en dos colegios de Cataluña. El estudio es de 2024, pero esta imagen también podría reflejar lo que ocurría en el patio de mi colegio, y yo soy de la década de 1990. Los niños se mueven por el centro del patio, y ocupan las canchas de futbol y los espacios céntricos, mientras que las niñas se quedan en los bordes de las canchas y en los bancos. Desde muy pequeños, los niños aprenden a moverse y a ocupar libremente el espacio, mientras que las niñas aprenden que su lugar está en los bordes, donde ocupen poco espacio y su cuerpo apenas pueda moverse.

Antes de la primaria, los pequeños juegan en los parques infantiles con pelotas, juguetes, aros, columpios, toboganes..., sin importar el género, y ocupan el espacio por igual. Sin embargo, cuando la infancia termina y comenzamos a desarrollar conciencia individual y social, la brecha empieza a abrirse. De repente, los niños juegan a juegos que necesitan espacios amplios y también un trabajo físico fuerte y resistente , y las niñas juegan a saltar a la comba o a juegos de palmas y ocupan muy poco espacio (y todo ello sin olvidarse de que sus movimientos sean ligeros y gráciles).

Pero ¿por qué surge esta diferencia? Lo que vemos desde la infancia moldea nuestros gustos y nos informa de cómo debemos comportarnos para formar parte de eso a lo que llamamos «sociedad». A la mayoría de los niños se les transmite el furor por el fútbol y otros deportes y juegos que implican más estrategia, competitividad y agresividad, como la guerra, la pelea, las carreras..., mientras que a las niñas se las orienta hacia juegos que reproducen los cuidados, las tareas domésticas y el cuidado de la imagen personal (juegan a enfermeras, a mamás, a casitas, a ser modelos...). Y en el caso de incluir movimiento, lo hacen por medio de pequeños juegos como palmas o saltos, más cercanos a la gracilidad que al disfrute y la liberación de adrenalina. El niño o la niña que decide mudarse al otro bando habitualmente recibe comentarios peyorativos, o incluso puede llegar a ser víctima de acoso. Como mínimo, se arriesga a ser «el raro» o «la rara».

Aunque en los últimos años cada vez hay más libertad para que los niños y las niñas se muevan libremente, este estudio todavía demuestra la segregación presente en un patio de colegio de 2024. Una pregunta que deberíamos hacernos es: ¿existe vida más allá del fútbol? Quizá es hora de que las administraciones competentes se planteen el rediseño del espacio de los patios, que sigue habitualmente ocupado en su mayor parte por instalaciones dedicadas al fútbol.

La división de la actividad física comienza muy temprano y es obvio que marca las decisiones vitales posteriores. Cuando esos niños se convierten en adultos que toman conciencia de que moverse es importante para su salud, sus opciones son muy diferentes. Durante décadas, la mayoría de los hombres han centrado su actividad física en la musculación y muchas mujeres se han limitado a hacer ejercicios cardiovasculares o estiramientos.

Aunque el fitnes trata de adaptarse a la ola de cambios y actualmente nos vende a hombres haciendo yoga y a mujeres entrenando con pesas, la realidad es que las diferencias siguen siendo muy grandes. La división de género en el entrenamiento no solo es injusta socialmente, sino que también afecta a la salud.

¿De qué sirve tener músculos enormes si no aguantas un minuto corriendo o no llegas a tocarte los dedos de los pies? Afortunadamente, cada vez más hombres ven la necesidad de dejar de limitarse a levantar pesas y mejorar otras habilidades de su cuerpo, como la movilidad o la resistencia. Y, a la inversa, cada vez más mujeres se dan cuenta de que el entrenamiento no puede reducirse a los estiramientos, si después coger un peso les resulta imposible. La industria del fitnes, mirando para su propio bolsillo, nos está empezando a vender un entrenamiento más igualitario entre hombres y mujeres.

¡La salud no se mide por la anchura de los músculos o la estrechez de la cintura! Se mide por las habilidades que tiene el cuerpo. El cuerpo humano tiene diferentes capacidades, entre ellas la fuerza, la flexibilidad, la resistencia, el equilibrio..., que debemos ejercitar. Y debido al mal uso que damos a nuestro cuerpo en nuestros días, también es indispensable que aprendamos a respirar correctamente, a cuidar nuestros pies y a tener conciencia de nuestra postura, entre otras cosas. Si quieres cuidar tu cuerpo, muévete integrando todas sus habilidades y necesidades. Y esto es más que levantar pesas o hacer cardio. **Cada vez más personas son conscientes de la importancia de un movimiento integrado, que desarrolla el cuerpo para ser más capaces en el presente, pero también más seguros e independientes en el futuro.**

Actualmente, cada vez hay más niños que van a clases de baile y más niñas que juegan al baloncesto. De ese garabato podemos aprender a anticiparnos para evitar que los adultos gasten su tiempo, dinero y salud limitándose a determinadas prácticas físicas. Si permitimos que desde niños elijan con más libertad, tendremos adultos más saludables y, probablemente, más felices.

La presión por cumplir con el canon estético

¿Qué tiene en común la Venus de Milo con Paris Hilton? A primera vista, puede parecer que nada, pero en realidad ambas representan cánones de belleza de su época. En el siglo XVIII se deseaba un cuerpo voluminoso como el de la Venus, mientras que en la primera década del siglo XXI la delgadez extrema era algo atractivo. Pero ¿qué es el canon de belleza? Podríamos decir que son las normas no escritas, pero sí implícitas por medio de la cultura de cada época, que debe cumplir un cuerpo para considerarse normativo y deseado: un cuerpo canónico.

Cada época ha fomentado un canon estético. Aunque ha habido diferencias, en general, los hombres han deseado un cuerpo atlético y musculado, mientras que de las mujeres se ha esperado un cuerpo blando y poco tonificado. Basta con observar las esculturas griegas, donde vemos cuerpos masculinos musculados y cuerpos femeninos redondos. La cultura griega fijó el canon estético en Occidente, ya que en aquel momento se fraguó el ideal masculino y femenino que imperó prácticamente hasta el siglo XX. ¿Te has fijado en las esculturas de héroes, dioses y atletas? ¡Parecen culturistas! En la antigua Grecia, los hombres deseaban tener traseros exageradamente grandes y penes minúsculos. Además, les gustaba que se marcaran bien todos los músculos: los gemelos y los cuádriceps en las piernas, las espaldas anchas, los pectorales enormes y unos abdominales monumentales, ¡nunca mejor dicho!

La obsesión de los griegos por los cuerpos musculados llegó a crear convenciones artísticas, hasta el punto de que en la mayoría de las esculturas masculinas griegas vemos a la altura de las costillas un arco, en forma de arcoíris, que separa el pecho del abdomen: en arte, a esto lo llamamos «arco griego», pero no existe en la anatomía humana; era solo una convención estética. Mientras que los hombres se representaban así, las esculturas femeninas muestran a mujeres de cuerpos redondeados y gráciles.

Apenas se marcan líneas de los músculos y, en todo caso, se exageran las formas y los pliegues de las caderas y el pecho.

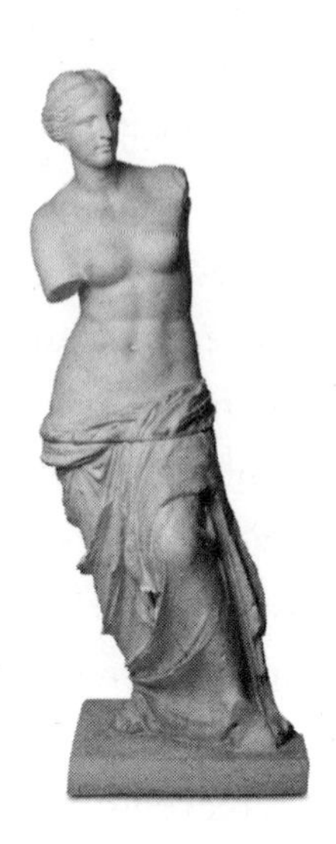

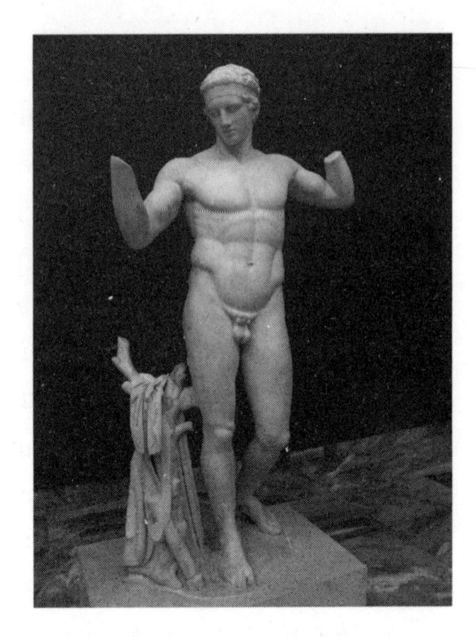

1. Escultura conocida como la Venus de Milo, *que representa a la Venus romana o Afrodita (su homóloga en el panteón griego) como diosa del amor y la belleza. Datada en el siglo II a. C.*
2. Escultura del Diadúmeno, *que representa a un atleta griego ciñéndose la cinta de la victoria en la cabeza. Copia de un taller romano de la original griega, datada en el siglo II d. C.*

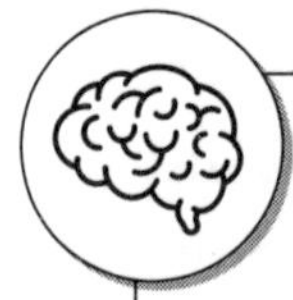

¿QUÉ NOS DICE LA CIENCIA?

No me imagino a ningún *Homo erectus*, ni macho ni hembra, marcando la tableta de chocolate. Según los estudios biológicos, nuestros antepasados no tenían sobrepeso, pero tampoco un porcentaje graso tan bajo que permitiera ver sus abdominales (no hay que olvidar que sobrevivir no era tan fácil como hoy en día). Las investigaciones confirman que los homínidos que habitaron más hacia el sur del ecuador eran más altos y delgados, mientras que los que vivían al norte eran más bajos y gruesos. Esto responde a una adaptación termodinámica: las especies del sur, que necesitaban desprenderse del calor, son más altas y delgadas, mientras que la constitución más pequeña y fornida de las especies que se desarrollaron en Europa en climas glaciares, como los neandertales, les ayudó a evitar perder el calor. Estas diferencias las seguimos viendo entre los pueblos indígenas del ártico y los de África.

Pero, aun con estas diferencias, todas las especies mantuvieron un porcentaje de grasa idóneo, el óptimo para sobrevivir, pues ambos extremos son peligrosos: tanto la delgadez como la gordura extrema. Cientos de miles de años después, podemos seguir diciendo lo mismo. Tan peligrosa es la delgadez extrema, que genera alteraciones hormonales como la amenorrea (pérdida de la menstruación) en las mujeres o incluso alteraciones nerviosas y cognitivas sin distinción de sexos, como el sobrepeso, que también altera el sistema hormonal y metabólico, y causa enfermedades pulmonares, cardiovasculares, cognitivas, etc.

Los seres humanos hemos hecho, y seguimos haciendo, auténticas barbaridades para ajustarnos a los cánones imperantes físicos, de personalidad y de estética: en definitiva, para que nuestra imagen se ajuste a lo que la sociedad demanda. En el siglo XIX las mujeres usaban corsés que ceñían la cintura hasta tal punto que los órganos se desplazaban y, al final, colapsaban. Actualmente, es alarmante el aumento de las operaciones estéticas. Hasta hace unos años los retoques eran algo a lo que solo podía acceder una minoría, pero ahora la microestética ha hecho que este tipo de cirugía sea accesible a un gran número de mujeres, y hay algunas que comienzan a someterse a los dieciocho años a estos procedimientos: desde aumento de labios, rasgado de ojos o aplicación de ácido hialurónico o bótox hasta intervenciones más importantes, como aumento de pechos o glúteos, marcación abdominal, etc.

El corsé del canon estético ha apretado mucho más a lo largo de la historia a las mujeres porque se nos exige socialmente ser un objeto decorativo a cualquier edad, así que hemos de permanecer eternamente bellas, y eso quiere decir eternamente jóvenes. Mientras que los hombres maduran, las mujeres envejecemos. Por ello, la relación de la mayoría de las mujeres con su propio cuerpo, con el ejercicio y la comida está completamente alterada y destruida desde la infancia: crecemos escuchando «Si pones esas caras, te saldrán arrugas», «No comas tanto que te pondrás como una vaca», y un largo etcétera.

Recuerdo que cuando tenía unos siete años y me pusieron gafas, un familiar no perdió la ocasión de decirme: «¡Si te ponen gafas, no vas a tener novio!». Siempre me sentí mal llevándolas, así que al llegar a la adolescencia me obsesioné con ponerme lentillas, y no dejaba que nadie, absolutamente nadie, me viera con gafas. Seguro que a ti te ha pasado algo parecido, puede que con tu nariz, con tus dientes, con tus piernas... ¡O con varias partes de tu cuerpo a la vez! La sociedad, la industria del fitnes y la de la estética se encargan de hacernos sentir inseguras para que consumamos sus productos y tratamientos, asegurándonos que nos devolverán la felicidad... Es un consumo que nunca termina de satisfacernos y que cada vez nos hace más dependientes e infelices.

Déjame decirte algo que ya sabes: **nunca serás feliz, si siempre encuentras algo en ti que tienes que cambiar.**

«El ejercicio lo practica gente superficial»

Hemos asociado la práctica del ejercicio con algo «superficial». A las personas que entrenan o se preocupan por su cuerpo se las considera superficiales, egocéntricas o básicas. Si bien es cierto que la cultura del fitnes reproduce y fomenta esos estereotipos, la realidad es muy diferente. En la historia, el culto al cuerpo no ha sido algo superficial, sino una parte más del desarrollo del individuo, ¡incluso de la filosofía!

¿SABÍAS QUE...?

En las antiguas Grecia y Roma, los hombres entrenaban como si se tratara de una virtud más. De hecho, el apodo de Platón viene de «platos» o «ancho». ¡Vamos, que este filósofo desarrolló una buena espalda! Algo que choca con nuestro ideario colectivo: el ratón de biblioteca es un ser blandengue, que se dedica únicamente al intelecto y descuida el cuerpo, mientras que el deportista musculado es un cabeza hueca. Este estereotipo se empezó a desarrollar en el siglo XX, cuando por medio del cine nos vendieron que el guay del instituto es el deportista y el buenazo es el cerebrito... ¡Como si fueran enemigos irreconciliables!

Otro ejemplo fue Leon Battista Alberti, quien además de arquitecto, artista y filósofo renacentista, se decía que podía saltar a un hombre de pie, que tenía un brazo enorme y que era capaz de lanzar una moneda con tanta potencia que llegaba a tocar el techo de la catedral... ¡Tela! El cuidado del cuerpo, además del trabajo intelectual y espiritual, era para los renacentistas obligado. Otro ejemplo más reciente se dio en las repúblicas que formaban parte de la Unión Soviética, en las cuales el Estado fomentó activamente el desarrollo físico de los ciudadanos y ciudadanas por igual. Son impactantes las marchas deportivas que organizaban en ciudades como Moscú, donde cientos de miles de niños y niñas, hombres y mujeres, realizaban demostraciones de fuerza, flexibilidad y agilidad ¡dignas de un gran espectáculo!

Todavía hay gente que cree que el ejercicio es algo para tontos y superficiales, pero cada vez son menos. En la actualidad, sabemos que movernos no es un gasto en vanidad, sino una inversión en nuestra salud física y mental. Aunque, como todo, esto no es aplicable a todas las personas: siguen existiendo muchas que basan su ego en su físico. La lucha entre cuerpo y mente es tan antigua como la vida misma, pero en realidad no son contrapuestos. Ya lo decía el poeta romano Juvenal: «Mens sana in corpore sano».

Movernos nos hace humanos

La mayoría de las personas no se acercan al deporte porque lo consideren un pasatiempo, una forma de hacer amigos o una herramienta de salud…, sino que lo hacen porque lo ven como la manera de cambiar su cuerpo y lo que son, de forma que un día, por fin, lleguen a aceptarse cuando se miren en el espejo. Por esta razón la mayoría rechazan ejercitarse, porque lo ven como una obligación, un castigo, una moneda de cambio. Si quieres modificar esa relación tóxica con el ejercicio, debes romper el vínculo entre ejercicio y castigo, y comenzar a cultivar un nexo amigable con tu cuerpo y el movimiento.

Moverse con el único objetivo de cambiar el cuerpo siempre sale mal: la persona se frustra cuando ve que su cuerpo no cambia como había imaginado y deja de hacer ejercicio, o bien puede obsesionarse con lograr esos cambios y sufrir lo que se conoce como «dismorfia corporal». Este término que hasta hace unos años era desconocido, ahora es muy habitual, y no es raro porque las redes están promoviendo una obsesión nada saludable con el físico. A diario vemos cientos de vídeos de chicas embutidas en mallas con glúteos enormes y cinturas diminutas o de chicos con espaldas superdesarrolladas y abdominales perfectos que nos hacen sentir fatal.

Pero esas fotos están retocadas, hechas con la mejor luz y en la mejor postura, etc., y no deberían ser tu expectativa. Promueven una falsa promesa: «Puedes llegar a verte así», algo que no es real ni deseable. Mira los atletas de las olimpiadas, cada cuerpo se ve diferente, y no es lo mismo cuando están en acción que cuando están relajados.

La dismorfia corporal distorsiona la precepción: la persona que la padece puede estar extremadamente delgada pero verse gorda, o tener un cuerpo tonificado pero verse débil.

La obsesión por mejorar «un poco más» el aspecto puede acabar causando lesiones físicas y, por supuesto, lesiones mentales.

El fitnes no siempre es sinónimo de salud, y una imagen, por muy estética que se vea, no tiene por qué ser saludable. Prueba de ello son los miles de *influencers* fitnes, que, al mismo tiempo que posan, tienen graves problemas de salud.

Es hora de dejar de ver el ejercicio como algo que haces con el objetivo de cambiar el cuerpo. Deja de moverte para otros, y muévete para ti. Empieza por reconocer y celebrar lo que ya tienes: ¡un cuerpo que te permite muchas cosas: caminar, aprender, ¡disfrutar…! El movimiento es una celebración de que estás vivo. Muévete y honra a tu naturaleza humana.

La próxima vez que no te apetezca moverte o hacer ejercicio, cierra los ojos y da las gracias a tu cuerpo: «Gracias, cuerpo, por permitirme andar, nadar, pasear…».

Replantéate tu relación con el movimiento

Como entrenadora, me encuentro con que a muchas personas les cuesta lograr el hábito de moverse de forma sostenible: empiezan con ilusión, pero en cuanto un día o una semana fallan, sienten que han fracasado y les cuesta retomar el hábito. La trampa está en que la mayoría de las personas creen que un hábito es algo que, una vez adquirido, ya no se deja de hacer. Y eso es mentira. Para adquirir un hábito se precisa tiempo; hay que trabajar los hábitos sin culpa ni frustración.

La vida no siempre es igual; a veces es rutinaria, y ello permite ser más constante, pero a veces se vuelve caótica (ya sea por buenas razones, como viajes, o por otras no tan buenas, como ocurre cuando estamos tristes o enfermos). Acepta que tu vida nunca será lineal. Cada etapa es un escenario diferente, y el secreto está en saber adaptarse. Habrá épocas en que puedas hacer más y otras en que harás menos, ¡y está bien! Es mejor hacer un poquito cada día, o la mayoría de los días, que hacer mucho solo unos pocos días al año.

Muchas personas quieren obligarse a hacer las cosas perfectas en cualquier circunstancia, ¡y eso nunca sale bien! Al final, la vida se impone, desde un cumpleaños a una simple gripe... Por eso, cuidarse no debe ser una ley rígida. Así se evita ser víctima del perfeccionismo, que, a la larga, solo nos proporciona frustración y nos hace abandonar los hábitos. **Es mejor ser flexible que ser perfecto, tanto con el cuerpo como ante la vida.** Cuanto más perfeccionistas queramos ser, más tortuoso se volverá nuestro camino. Sé más flexible contigo mismo y con tu entorno, y verás como no es tan difícil eso de moverse de forma constante.

Me gusta llamar a esto una mentalidad fuerte y flexible, porque, si bien es fundamental tomar las decisiones con fortaleza, debemos enfrentarnos a ellas desde la flexibilidad, si queremos lograr resultados a largo plazo. Toma decisiones fuertes, y llévalas a cabo con flexibilidad, paso a paso, día a día.

Pero ¿cómo puedo empezar a moverme de forma más flexible? Lo primero es replantearte tu relación con el movimiento. Para ello, hazte estas preguntas (puedes escribir la respuesta en algún lugar). Responde con honestidad y, quizá, dentro de un tiempo, las respuestas sean completamente diferentes:

1. ¿Qué siento cuando pienso en moverme?
   Anota lo que sientas con total sinceridad: puede ser pereza, vergüenza, ilusión, miedo…
2. ¿Por qué me siento así en relación con el movimiento?
   Puede ser porque hace años que no te mueves, porque crees que eres torpe o débil…
3. ¿Qué personas o experiencias me han hecho sentir así?
   Puede ser que sintieras vergüenza en las clases de Educación Física del colegio o que siempre hayas vivido haciendo dietas o maltratando tu cuerpo de otras formas…
4. ¿Es esto una verdad absoluta o es la creencia que he asumido por mis experiencias previas?

Probablemente sea una creencia asumida, y no te hayas dado el tiempo ni la confianza necesarios para cambiar tu forma de sentir...

5. ¿Cuál es el beneficio secundario de sentirme así?
   Puede parecer que no hay beneficio secundario aparente, pero en el fondo sí: la comodidad de no replantearte tus emociones implica no ponerse en acción.
6. Si no actúo y sigo pensando igual, ¿cómo me sentiré dentro de seis meses? ¿Y dentro de unos años?
   Puede ser que te sientas más rígido o que te duela más la espalda...
7. ¿Qué podría cambiar para sentirme mejor?
   Puedes moverte de una forma más amorosa con tu cuerpo, puedes juzgarte menos...
8. ¿Cómo me sentiré dentro de seis meses si cambio mi forma de actuar? ¿Y dentro de un año?
   Puede que te sientas más fuerte y flexible o que te duela menos la espalda...
9. ¿Qué puedo cambiar en mi vida para moverme más?
   Puedes comenzar por subir las escaleras de tu casa, no mirar pantallas antes de irte a dormir y hacer unos pequeños ejercicios para movilizar las articulaciones...
10. Ponte en marcha: haz algo de lo que te has propuesto hoy mismo, sin esperar a mañana.

Si llevas tiempo moviéndote, quizá ya tengas integrado el hábito. Cuando ya nos movemos, las frustraciones no son por empezar, sino por los resultados del proceso. Los humanos somos impacientes y queremos cambios grandiosos en cada cosa que hacemos. La realidad es que al principio podemos notar cambios llamativos en nuestra vida, pero cuando avanzamos, eso se vuelve más difícil. Los cambios son más pequeños, silenciosos, y cuesta más verlos y valorarlos. Esto nos hace sentir frecuentemente frustrados. Por ello, hazte estas preguntas y responde con total sinceridad:

1. ¿Me encuentro igual que al principio de empezar mi práctica de movimiento?
   Puedes sentir que no avanzaste nada o, por el contrario, que sí ha cambiado algo...
2. ¿En qué se diferencia el punto donde me encuentro ahora de cuando comencé?
   Puede ser que al principio te costara moverte y que ahora te apetezca hacerlo, y te sientas más ágil, con menos dolores...
3. ¿Qué enseñanzas he aprendido?
   Quizá has aprendido a hacer bien los ejercicios, a mantener el hábito...
4. ¿Dejaría de moverme?
   Responde sí o no con sinceridad.
5. Si he respondido que no, ¿qué cosas me impulsan a continuar haciéndolo?
   Puede ser que te sientas mejor mentalmente, que te ayude a desconectar de tu rutina...
6. ¿Por qué me podría sentir frustrado?
   Quizá porque no logras un cambio abismal o no consigues ese hábito perfecto que tienes en mente...

7. ¿Me juzgo mucho en mi proceso?
   Responde sí o no con sinceridad.
8. Si he respondido que sí, ¿por qué me juzgo continuamente?
   Quizá porque eres perfeccionista, porque eres impaciente...
9. ¿Qué pasaría si dejara de juzgarme durante seis meses? ¿Y durante un año?
   Puede ser que lograras disfrutar moviéndote, que dejaras de sentir culpa durante el proceso...
10. Ponte en marcha: puedes comenzar un pequeño diario de entrenamiento, donde apuntes tus progresos y puedas valorarlos mejor cuando los pierdas de vista.

Ahora, ya seas un practicante habitual o te acabes de iniciar, estoy segura de que estas preguntas te han hecho plantearte por qué te cuesta tanto dar el paso a moverte o por qué eres tan duro contigo mismo en tu proceso.

La sociedad nos enseña a ser impacientes y perfeccionistas. Y si bien puede tener aspectos positivos, como no dormirnos en los laureles o ser extremadamente complacientes con nosotros mismos, a la larga nos trae más consecuencias negativas que positivas.

¡Sé más flexible contigo mismo!

¿Cómo puedo introducir los ejercicios del libro en mi rutina?

Al llegar a este punto, quizá te preguntes cómo puedes integrar todas las prácticas y los ejercicios de este libro en tu día a día. Sí, ya hemos llegado al final, ¡y es cierto que he compartido muchas cosas contigo! Pero créeme que para mí es lo mínimo. Te propongo lo siguiente:

Si te inicias ahora en la práctica del ejercicio (nunca te has movido o te has movido poco de forma intermitente):

- No lo integres todo de golpe, ¡sería inasumible! Comienza con pequeñas prácticas. Por ejemplo, haz los ejercicios de pies y de respiración dos o tres días a la semana durante un mes.
- Una vez que hayas integrado esto, súmale los ejercicios de articulaciones y propiocepción dos o tres días a la semana durante un mes.
- Una vez que hayas integrado lo anterior, realiza los ejercicios de fuerza, cardiovascular y flexibilidad dos o tres días a la semana durante un mes.
- Poco a poco, irás ganando más conciencia corporal y te sentirás con más seguridad.
- Cuando hayan pasado unos cuatro o cinco meses, puedes hacer el entrenamiento ordenado que propongo a continuación.

Si ya tienes un nivel intermedio o incluso avanzado (llevas meses o años moviéndote o siempre te has mantenido activo de una forma u otra):

- Integra los ejercicios que desees a tus entrenamientos (como, por ejemplo, los de pies, propiocepción o respiración, pues son prácticas que no se suelen incluir en la actividad física).
- Si realizas entrenamiento físico, pregúntate qué le sobra o le falta a tu práctica (quizá no haces movilidad articular o tu entrenamiento de fuerza no es equilibrado).
- Y si quieres, puedes organizar los ejercicios de este libro dividiéndolos en dos entrenamientos:

Entrenamiento A:

- Ejercicios de pies.
- Ejercicios de movilidad y estabilidad articular.
- Ejercicios de fuerza.
- Estiramientos.

Entrenamiento B:

- Ejercicios de propiocepción.
- Ejercicios de movilidad y estabilidad articular.
- Tabata de carrera o EMOM (escoge uno de los dos).
- Ejercicios de respiración.

Integra los hábitos de alimentación, descanso o de cualquier otra cuestión mencionada en este libro de menos a más, y evita los cambios bruscos o insostenibles. **¡Comienza por lo más fácil para ti hasta adaptarte y poder hacer cambios más grandes!**

EPÍLOGO.
POR UN MOVIMIENTO MÁS HUMANO

Hemos llegado al final de este viaje a través del cuerpo humano en movimiento. Hemos hablado mucho del pasado, pero ahora debemos hacerlo del futuro. Sí, en este recorrido, el pasado ha sido un gran maestro, desde la Prehistoria al siglo XX. Pero no quisiera que esto se interpretase como una idealización, una romantización de dichos periodos. Como historiadora del arte antes que como entrenadora, creo que siempre podemos aprender del pasado, no para copiarlo, sino para mejorarlo. No hay ninguna duda de que aquellos tiempos, algunos muy remotos y otros no tanto, eran épocas duras e injustas.

No se trata de volver a ellos, sino de tenerlos como referencia para ver con más claridad cómo la vida contemporánea nos está alejando de nuestra esencia humana. Como humanos, tardamos millones de años en caminar sin desequilibrarnos, para lo cual toda nuestra anatomía se adaptó, y creó el cuerpo que hoy tenemos y las habilidades que nos permiten no solo caminar, sino correr, saltar, movernos, bailar, jugar... Del pasado podemos aprender mucho en la era de la silla y las pantallas. Sin embargo, no podemos decir lo mismo en el ámbito social, donde muchas personas han sufrido violencia solo por ser mujeres o por pertenecer a otra raza o religión, o por su orientación sexual. En definitiva, simplemente por salirse de la norma de la sociedad misógina y normativa.

El movimiento aún tiene dos frentes por conquistar: el del individuo y el de la sociedad. Ya hemos visto que no es algo superficial ni ególatra, es una necesidad fisiológica humana, al igual que comer o respirar. Se debe dejar de promover el ejercicio como algo obligatorio y enseñar que es algo imperativo para desarrollarnos como seres humanos plenos y adquirir mayor autoconocimiento.

Curiosamente, la mayoría de las personas que he acompañado a lo largo de estos casi diez años dedicándome al entrenamiento siempre coinciden en algo: más que los cambios físicos, el mayor cambio que experimenta una persona al moverse es mentalmente. Y estoy de acuerdo, ¡yo misma lo he sentido y lo sigo sintiendo! Moverse, en la era de la comodidad, donde nuestros cuerpos cada vez se hacen más perezosos y nuestros cerebros están más saturados, es un gran camino de autoconocimiento.

Preguntas como «¿porqué rechazo moverme?, ¿por qué creo que soy débil?, ¿por qué me percibo como un palo?, ¿por qué mi postura duele?» se van transformando en «¿cómo puedo moverme de forma más amorosa?, ¿qué puedo hacer para ser más fuerte?, ¿y si en realidad sí soy flexible?, ¿y si puedo cambiar mi realidad?». Con cada respuesta no solo irás mejorando tu salud física, sino que te conocerás de una manera más profunda, a la que difícilmente llegarías por medio de otros caminos.

Pero moverse no solo tiene una función individual, sino que tiene un potencial como motor de cambio social inimaginable, incluso en países como España, donde, aunque cada vez más lastrada, nuestra sanidad pública es un ejemplo para los países de todo el mundo. **Debemos trabajar en equipo para lograr una sociedad en movimiento, consciente y que luche contra el sedentarismo de la vida actual. Una sociedad en movimiento es una sociedad crítica, activa y esperanzada, que no se abandona a la deriva y asume cualquier destino.** Una sociedad en movimiento también es útil, pues el gasto en recursos sanitarios públicos se reduciría considerablemente. Y no, esto no quiere decir que moviéndonos se vayan a solucionar todos los problemas físicos y mentales de cada individuo. ¡Ojalá fuera tan fácil! La precariedad laboral, los precios cada vez más altos, los salarios más bajos y la inseguridad ante un futuro cada vez más belicoso e incierto son los grandes culpables de muchos problemas, físicos y mentales. Pero no cabe duda de que muchas enfermedades metabólicas, cardiovasculares y pulmonares, así como lesiones posturales o derivadas de una inexistente práctica física, se reducirían en gran medida, lo que nos haría ganar mucha calidad de vida. Movernos, no en singular sino en plural, debería ser un derecho y un deber como ciudadanos. Y para ello debemos asegurarnos de promover el ejercicio desde cada posición en la que nos encontremos.

Somos humanos y la razón nos define, pero antes que eso somos animales. Y como tales, debemos experimentar la vida a través del cuerpo. ¿Qué sentido tiene tener un cuerpo, esta máquina tan maravillosa, si no lo movemos? Eso nos acaba convirtiendo en autómatas, en robots. Volver a conectar con nuestro cuerpo es vital, si queremos mejorar nuestra salud física, mental y emocional. Y puede que sea difícil, sobre todo cuando todos estamos atravesados por complejos, miedos y frustraciones, originados en un sistema social disfuncional y una industria del ejercicio tóxica. **Sentir, aceptar y reconectar con nuestro cuerpo en movimiento es imperativo, si queremos cambiar el destino al que como sociedad nos enfrentamos y recuperar nuestra esencia como seres humanos.**

Cada vez somos más los que alzamos la voz para dejar en el pasado las viejas formas de ejercitarnos, y promovemos un movimiento más humano y amable. Sí, cada vez somos más, pero todavía en nuestra cultura se fomentan las relaciones tóxicas con el cuerpo, la comida y el ejercicio. Como todo logro de la humanidad, nada se consigue solo. Necesitamos el apoyo de los demás, dejar de ser un individuo y actuar como sociedad para cambiar nuestro destino. Nuestras acciones tienen un poder inimaginable. Cuando alguien se burle de la imagen de otra persona, no lo apoyes y hazle saber que lo que hace no está bien. La próxima vez que oigas a alguien decirle a una niña que no salte tanto porque se va a despeinar, salta tú también. La próxima vez que alguien le pregunte a un niño por qué baila, baila con él.

Las acciones individuales, si las hacen muchas personas a la vez, cambian el mundo. **El futuro depende de ti, de mí y de cada uno de nosotros.** Estamos a tiempo de hacer que cada paso titubeante de nuestros ancestros haya valido la pena.

BIBLIOGRAFÍA

Hoffmann, Phil, «Conclusions drawn from a comparative study of the feet of barefooted and shoe-wearing peoples», *The American Journal of Orthopedic Surgery*, vol. 3, nº 2 (octubre de 1905), pp. 105-136. [Consultado en internet: *https://www.tuhykorinek.cz/wp-content/uploads/2016/12/1905hoffman.pdf*].

VV.AA., «Effect of rosary prayer and yoga mantras on autonomic cardiovascular rhythms: comparative study», *BMJ*, vol. 323 (22-29 de diciembre de 2001), pp. 1446-1449.

Young, Iris Marion, «Throwing like a Girl: A Phenomenology of Feminine Body Comportment Motility and Spatiality», *Human Studies*, vol. 3, nº 2 (abril de 1980), pp. 137-156.

Vesalius, Andreas, *De humani corporis fabrica*, Basilea, Italia, 1543.

Para seguir aprendiendo…

Te recomiendo estas lecturas, si quieres seguir profundizando en alguno de los temas tratados en este libro:

Arsuaga, Juan Luis, *Nuestro cuerpo: siete millones de años de evolución*, Barcelona, Destino, 2023.

Calais-Germain, Blandine, *La respiración*, Barcelona, La Liebre de Marzo, 2006.

—, *Anatomía para el movimiento*, tomos I, II y III, Barcelona, La Liebre de Marzo, 2021.

Catlin, George, *Shut your mouth and safe your life*, Londres, Forgotten Books, 2018.

Darwin, Charles, *La expresión de las emociones en los animales y en el hombre*, Madrid, Alianza, 1998.

Harris, Marwin, *Nuestra especie*, Madrid, Alianza, 2021.

Huizinga, Johan, *Homo ludens*, Madrid, Alianza, 2012.Morris, Desmond, *El mono desnudo. Un estudio del animal humano*, Barcelona, Debolsillo, 2003.

Salvador, José Luis, *El deporte en Occidente: historia, cultura y política*, Madrid, Cátedra, 2009.

Solnit, Rebecca, *Wanderlust: una historia del caminar*. Madrid, Capitán Swing, 2000.

AGRADECIMIENTOS

A mi familia, por no poner ningún freno a mis decisiones vitales y por incentivarme a desarrollar las inquietudes que me han convertido en quien soy.

A Álvaro, por iluminar mi camino y acompañarme en cada paso.

A los alumnos y alumnas que confían en mí como guía, por hacer que todo esto sea posible.

A todas las personas que lean este libro, porque cada una de vosotras sois una semilla para el cambio.

Gracias.

CONTACTO

Si te gustaría saber cómo puedo ayudarte a mejorar tu salud, puedes consultar todos los servicios que ofrezco en:

www.fuerteyflexible.com.

Puedes seguirme en mis perfiles de redes sociales:

Instagram, Facebook, TikTok: @fuerteyflexible.